Elly Hoekstra / Doke van der Neer · Heile deinen Rücken

Gesundheit mit Lust und Laune

Dr. Joan Gomez, Apothekerin und Ärztin: **Schluß mit Inkontinenz.** Vorsorge, Ursachen und Symptome, Training, medizinische Möglichkeiten. Der Ratgeber für die ganze Familie. Neu! ISBN 978-3-0350-5025-7

Elly Hoekstra / Doke van der Neer, Kursleiterinnen: **Ismakogie.** Anmut, Schönheit, Vitalität, Entspannung – die spielerische Bewegungslehre für den Alltag. Einfach sanft entspannen. ISBN 978-3-0350-0029-0
dies.: **Der aktive Beckenboden.** Die Spannkraft erhalten, wiederherstellen und fördern – mit sanften Übungen zu mehr Lebensfreude im Alltag. Nach einem Jahr in 4. Auflage! ISBN 978-3-0350-5061-5

Harald Hosch, Heilpraktiker: **Gesund durch Entsäuerung.** Das Säure-Basen-Gleichgewicht wiederherstellen und erhalten.
21. Auflage! ISBN 978-3-0350-5023-3

Gerhard Leibold, Heilpraktiker: **Blasen- und Nierenleiden.** Vorsorge, Symptome, Ursachen, erfolgreiche Naturheilverfahren. 2. Auflage. ISBN 978-3-0350-5059-2
ders.: **Prostata.** Beschwerden vorbeugen, Leiden erkennen, behandeln und heilen mit Naturheilkunde – Operation: Chancen und Risiken.
5. Auflage. ISBN 978-3-0350-5067-7

Resi Meier, Kneipp-Therapeutin: **Praktische Kneipp-Anwendungen.** Waschungen, Bäder, Dämpfe, Güsse, Wickel, heiße Rolle, Auflagen, Heilkräuter, Kneippen mit Kindern. 4. Auflage. ISBN 978-3-0350-5100-1

Kellina Stewart, Pilates-Expertin: **Pilates leicht gemacht.** Geschmeidiger Körper: flacher Bauch, schlanke schöne Beine, straffer Po. Das praktische Buch! Aufklappbar, kann während des Trainings immer konsultiert werden, um Fehler zu vermeiden. 6. Auflage. ISBN 978-3-0350-3001-3

Jenny Sutcliffe, Physiotherapeutin: **Rückenschule leicht gemacht.**
Die Wirbelsäule stärken – Haltung und Figur verbessern. Aufklappbar, zeigt während des Trainings auf einen Blick, wie's geht.
ISBN 978-3-0350-303-3

Dr. Andrea Überalls Tibetische Hausapotheke. Die Geheimnisse lebenslanger Gesundheit. 2., verbesserte Auflage 2007. ISBN 978-3-0350-3018-1

Gesundheit geht uns über alles
Bücher von Oesch und Jopp in Ihrer Buchhandlung/Versandbuchhandlung
Programminformationen:
www.joppverlag.de **www.oeschverlag.ch**

Elly Hoekstra / Doke van der Neer

Heile deinen Rücken

Sanftes Training, leicht und locker: Schmerz verhindern und lindern – Gelenkigkeit, Stabilität fördern

Aus dem Niederländischen von Hildegard Höhr

Mit einem Geleitwort von Agnes Brügger
und einer Einleitung von Ika Rau

Jopp
Oesch

Die holländische Originalausgabe erschien 2006 unter dem Titel
Heel je rug im Verlag Panta Rhei, Katwijk (NL).

1. Auflage 2007

Die Angaben in diesem Band basieren auf dem bei Erscheinen der Erstausgabe aktuellen Wissensstand von Medizin und Naturheilkunde, soweit er Autorinnen und Verlag zur Verfügung gestanden hat.
Alle Ratschläge wurden von den Autorinnen und den Verlagen sorgfältig erwogen und geprüft; dennoch kann eine Garantie nicht übernommen werden.
Eine Haftung der Autorinnen bzw. der Verlage und ihrer Beauftragten für Personen-, Sach- und Vermögensschäden ist ausgeschlossen

Umschlagbild: © Incolor, Zürich
Druck- und Bindung: Triltsch, Ochsenfurt-Hohestadt
Printed in Germany

ISBN 978-3-0350-5076-9

Gern senden wir Ihnen unser Verlagsverzeichnis:
Oesch Verlag, Jungholzstraße 28, 8050 Zürich
E-Mail: info@oeschverlag.ch
Telefax 0041/44 305 70 66 (CH: 044 305 70 66)

Unser Buchprogramm finden Sie im Internet unter:
www.joppverlag.ch
www.oeschverlag.ch

Bewusste Bewegung ist die beste Bewegung.

Am besten ist es, die Übung schon zu spüren, bevor man beginnt. Die Muskeln, auf die man die Aufmerksamkeit richtet, erzeugen unsichtbare Reflexe und bilden durch ihr Zusammenspiel eine Einheit.

PROF. ANNE SEIDEL

Inhaltsverzeichnis

Ein Wort vorab

Wenn Sie dieses Buch in die Hand nehmen, dann wissen Sie vielleicht schon eine Weile, dass Sie etwas für sich tun sollten. Die Frage ist nur was. Die Antwort darauf ist die von Frau Prof. Seidel entwickelte Ismakogie.

Anne Seidel, ein Kind des frühen 20. Jahrhunderts, hat das mechanistische Denken der Medizin des Industriezeitalters bald verlassen. Nach dem Krieg konnte sie sich ihren Studien an der Universität widmen, die ihre durch den Beruf als Kosmetikerin geschulte Beobachtungsgabe ergänzten. Die physiologischen und anatomischen Grundlagen wurden ihr erklärtes Forschungsziel. Die Erkenntnis, dass die Funktion die Form hervorbringt, bewirkte, dass sie nach einer Methode suchte, die natürlichen Anlagen körpergerecht zu fördern – ein Ansatz, aus dem sich schließlich die Ismakogie entwickelte.

Spannung und Entspannung gehören hier als Gegensatzpaar zusammen, Wille, gepaart mit Denken, Fühlen und Empfinden dirigiert das Orchester der Muskelgruppen bis in die tiefen Schichten, der Atem fließt. Alles ist mit allem verbunden. Die heutige Medizin, Psychologie, Psychosomatik, Pädagogik und Neuro-Wissenschaft haben über die Jahre große Fortschritte verzeichnet. Erfreulicherweise können sie die Erfahrungen der Ismakogie vollständig bestätigen.

Seit 30 Jahren bin ich als Kieferorthopädin mit eigener Praxis tätig. Meine persönlichen Erfahrungen mit der Ismakogie erstrecken sich inzwischen auf einen Zeitraum von knapp 20 Jahren. Meine Lehrerin war Elly Hoekstra. Sie hat mir immer wieder Mut gemacht, wenn nicht alles so schnell funktionieren wollte. Im Jahr 2000 hat sie mich schließlich eingeladen, an einem Lehrerseminar in Wien teilzunehmen. Dort wurde ich von Ika Rau und Helga Parether gefragt, ob ich die Lehrerausbildung machen wolle. Seit 2004 unterrichte ich. Die intensive Auseinandersetzung wird weiter mein Thema sein.

An dieser Stelle möchte ich dem Gefühl der großen Dankbarkeit gegenüber Frau Prof. Seidel und ihrem Werk Ausdruck verleihen sowie meinen Lehrerinnen im Wiener Verein danken für ihr Vertrauen in mich. Ich wünsche mir, dass die Ismakogie in ihrer Bedeutung erkannt wird und lebendige Weiterentwicklung im Sinne von Frau Prof. Seidel erfährt.

Agnes Brügger

Einleitung

Die Wirbelsäule ist die wichtigste Stütze unseres Rumpfes. Aufgrund ihrer Stabilität und Beweglichkeit kann sie sich an die verschiedensten Bewegungen und muskulären Spannungszustände anpassen, wobei zahlreiche Knochen, Muskeln, Sehnen und Bänder, von Gehirnimpulsen geleitet, zusammenwirken. Leider entstehen durch eine schlechte Körperhaltung, unnötige Belastungen und Bewegungsmangel (und die damit verbundene zu geringe Aktivierung der Muskeln) oft gesundheitliche Probleme.

> *Eine gesunde Haltung ist auch von den Muskeln des Bewegungsapparats abhängig. Die Muskeln umschließen den Körper wie ein Korsett. Sie sind fast nie völlig entspannt.*
>
> *Die Körpermitte wird durch die Muskeln in Form gehalten, der Bauch bleibt straff, und die Brüste bleiben fest. Die bewegliche Wirbelsäule streckt den Nacken und hält auch das Gesicht in Form.*
>
> Anne Seidel, 1971

Anne Seidel ist viel gereist und hat Vorträge und Seminare in aller Welt gehalten; die Zeitungen waren voll des Lobes über sie und ihre Arbeit.

Im Rahmen eines Sommerkurses am Wörthersee in Velden, Österreich, hatte ich das große Glück, sie bei ihrer Arbeit, bei den Gesprächen und Übungen, erleben zu können – mit der ihr eigenen Art, wahrzunehmen und zu analysieren. Letzteres hielt sie für sehr wichtig; sie sah sofort, ob eine Übung nur mechanisch ausgeführt oder im ganzen Körper erlebt und gefühlt wurde. Sogar die Waldspaziergänge mit ihr waren ein besonderes Erlebnis, ebenso die Übungen während des Gehens, die mit erhöhter Sensibilität und einem subtilen Gewahrsein der körperlichen Prozesse verbunden waren.

Für all die mit ihr verbrachten unvergleichlichen Stunden bin ich zutiefst dankbar. Das Wesentliche und Wichtigste an dieser Arbeit ist das Wohlbefinden, das sich einstellt, wenn wir das harmonische Zusammenspiel der Muskeln erleben. Dadurch wird Ismakogie zu einem selbstverständlichen, natürlichen Prozess, der Anne Seidels Erkenntnisse und Sichtweise überzeugend bestätigt.

Ika Rau, Wien

TEIL 1

Grundwissen über Ismakogie und Körperhaltung

1 Was ist Ismakogie?

Bewegungslehre zur Verbesserung der Haltung

Ismakogie ist eine Bewegungslehre, die der Verbesserung der Haltung dient. Sie vermittelt Ihnen ein tieferes Verständnis der Funktionsweise Ihres Körpers und zeigt Ihnen, wie Sie Ihren Körper in seiner natürlichen Funktion unterstützen können. Sie entwickeln durch Ismakogie ein Gefühl dafür, wie Sie Ihren Körper in Form halten können, indem Sie auf Ihre Haltung achten. Durch kleine Übungen, die sich problemlos im Alltag ausführen lassen, können Sie die Entstehung von Rückenbeschwerden verhindern. Außerdem lernen Sie, mit den Schwachpunkten Ihres Körpers umzugehen, und Sie entdecken Ihre inneren Selbstheilungskräfte.

Richtige Grundhaltung einnehmen

In der Ismakogie erlernen wir als Erstes, die richtige Grundhaltung einzunehmen und den Unterschied zwischen aufrechtem Sitzen und einer Sitzhaltung, die eher einem »Hängen im Stuhl« gleichkommt, wahrzunehmen. Eine vorwiegend »sitzende Lebensweise« führt dazu, dass die Rückenmuskulatur erschlafft und die Wirbelsäule nicht genügend gestützt wird. Die Folge ist ein Zusammensinken des Rumpfes, wodurch die Wirbelsäule einer sehr starken Belastung ausgesetzt wird.

Muskeln reagieren auf Schmerzen

Muskeln reagieren auf Schmerzen mit Verkürzung. Durch Übungen mit kleinen Bewegungen, beispielsweise durch sanftes Zurückfedern der Lendenwirbel, werden die Rückenmuskeln leicht gedehnt und verringert sich die Anspannung im Rücken. Die Ismakogie vermittelt die Erfahrung, dass Übungen dieser Art nicht belastend und trotzdem sehr wirksam sind. Vor allem bei Übungen für den Rücken gilt: Je kleiner die Bewegung, desto besser.

Richtige Körperhaltung und viel Bewegung

Es ist wissenschaftlich erwiesen, dass man durch richtige Körperhaltung und viel Bewegung der Entstehung von Rückenbeschwerden entgegenwirkt. Dabei kann Ismakogie helfen, denn richtige Haltung und bewusste Bewegung sind die beiden Grundprinzipien der Ismakogie.

Das erste Prinzip hat das Erlernen der richtigen Haltung bei allen alltäglichen Aktivitäten zum Inhalt.

Das zweite Prinzip beinhaltet, sich bewusst zu bewegen. Die Übungen in der Ismakogie dienen dazu, ein neues Bewegungsmuster zu erlernen, das sich mit der Zeit unserem Muskelgedächtnis (unserem motorischen »Computersystem«) als neue Gewohnheit einprägt – eine lohnende Investition in Ihr eigenes Leben!

Bodenkontakt

Bei den meisten Ismakogie-Übungen spielt der Bodenkontakt eine wichtige Rolle.

Füße sind das Fundament des Körpers

Die Füße sind das Fundament des Körpers und unterstützen die Wirbelsäule. Sie müssen fest auf dem Boden stehen. Die Ismakogie nennt dies »Bodenkontakt«. Wenn Sie mit den Füßen leicht gegen den Boden federn, hilft Ihnen dies, länger in einer aufrechten Sitzhaltung zu bleiben. Sie drücken sich dadurch praktisch vom Boden ab. So können Sie die

Wirbelsäule fast unmerklich immer wieder in eine leichte Streckung versetzen.

Guter Bodenkontakt wirkt sich auf den ganzen Körper positiv aus.

Ziel und Resultat

Ziel der Ismakogie ist ein harmonischer Wechsel zwischen Anspannung und Entspannung der Muskulatur. Wir sprechen von einer sanften Streckung und dem »Zurückfließenlassen« der Streckspannung zur Ruhespannung des Körpers.

Harmonischer Wechsel zwischen Anspannung und Entspannung

So können wir Spannung und Ruhe gleichzeitig erleben. Die Ismakogie wirkt aktiv entspannend und vereint somit scheinbare Gegensätze. Sie ist am wirksamsten, wenn das Erlernte im Alltag angewendet wird. Es ist nicht sinnvoll, jeden Morgen und Abend mit viel Mühe und Selbstdisziplin zehn Minuten lang Übungen zu absolvieren und den Rest des Tages in zusammengesunkener Haltung zu verbringen. Zweckmäßiger ist es, ohne zusätzlichen Zeitaufwand den ganzen Tag lang zu üben, indem wir uns richtig bewegen. Es ist eine Investition in unsere Zukunft, wenn wir uns auf eine angemessene, ökonomische Weise bewegen – ohne uns zu überlasten und ohne uns unnötig anzuspannen. Letztlich fördert dies die harmonische Funktionsweise unseres Körpers bis ins hohe Alter.

Das Erlernte im Alltag anwenden

Auf angemessene, ökonomische Weise bewegen

Die Praxis der Ismakogie ist eine Entdeckungsreise durch den eigenen Körper, eine Suche nach einer besseren Art, sich zu bewegen, und damit nach einer besseren Haltung.

Entdeckungsreise durch den Körper

Der Weg, der zu diesem Ziel führt, ist ebenso wichtig wie das Resultat.

2 Das Wunder der Wirbelsäule

Große Funktionalität des Rückens

Die Rückseite des Rumpfs, die wir der Einfachheit halber Rücken nennen, ist ein Wunderwerk der Funktionalität. Wir brauchen uns nur die Wirbelsäule anzuschauen: ein Turm aus Wirbeln, die wie Bauklötzchen aufeinandergestapelt sind und von kleinen Muskeln zusammengehalten werden; dazwischen befindet sich jeweils eine Art Filzkissen. Außerdem weist sie zwei kleine Biegungen nach vorn und zwei nach hinten auf (eine doppelt s-förmige Krümmung), die wie eine Art Stoßdämpfer Erschütterungen abfangen, die vor allem beim Laufen entstehen.

Instabiles Gebilde

Wollte man die Wirbelsäule mit Bauklötzchen nachbauen, entstünde ein ziemlich instabiles Gebilde. Hinzu kommt der beträchtliche Druck des Kopfes (mit einem Gewicht von durchschnittlich neun Kilogramm!), der Arme, des Brustkorbs und der inneren Organe, der auf der Wirbelsäule lastet. Diese Drucklast wird durch die Schwerkraft noch verstärkt.

Der Rücken ist also nicht so stabil, wie er auf den ersten Blick erscheint.

Wirbelsäule besteht aus 33 Wirbeln

Die Wirbelsäule setzt sich aus 33 Wirbeln zusammen: den sieben relativ kleinen Halswirbeln, den zwölf etwas größeren Brustwirbeln, den fünf Lendenwirbeln – große und stabile Wirbelkörper –, und schließlich den fünf Kreuzbeinwirbeln, die miteinander verwachsen sind. Sie endet mit den vier kleinen Steißwirbeln, die ebenfalls miteinander verwachsen sind und zusammen das Steißbein bilden.

Atlas und Dreher

Die beiden obersten Halswirbel, der Atlas und der Dreher, ermöglichen es uns aufgrund eines komplizierten Mechanismus, mit dem Kopf zu nicken und ihn zu schütteln. Mit sehr kleinen, aber bewussten Bewegungen, die von der Stirn ausgehen, »ja« zu nicken, wobei sich gleichzeitig der Nacken streckt, ist eine wichtige Ismakogie-Übung. Wir werden später ausführlicher auf sie zu sprechen kommen.

Hohlkreuz vermeiden

Beim Stehen in passiver Haltung verfallen wir automatisch in ein Hohlkreuz und damit auch in einen »Hohlnacken«. Die Ismakogie widmet diesem Sachverhalt viel Aufmerksamkeit. In ihren Übungen lernen wir, die Lendenwirbel nach hinten zu federn; dadurch streckt sich der Nacken unwillkürlich.

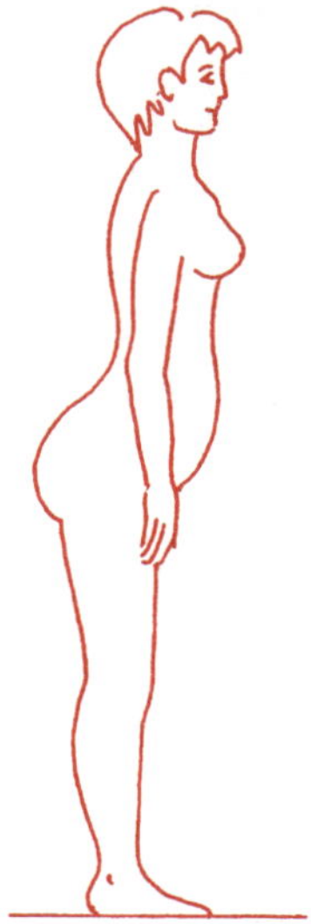

Lenden- und Nackenwirbel nach hinten federn

Wenn es um Körperübungen geht, wird oft vom »Kippen des Beckens« gesprochen. Aus Sicht der Ismakogie ist diese Formulierung jedoch nicht differenziert genug. Man kann das Becken nämlich in zwei Richtungen kippen. In den Ismakogie-Übungen federn Sie die Lendenwirbel nach hinten und kräftigen dadurch die Rückenmuskeln. Das Gleiche gilt für die Halswirbel. Sie bewegen Ihren Kopf nicht vor und zurück, sondern federn mit den Nackenwirbeln nach hinten. Diese differenzierte kleine Bewegung hat eine beträchtliche Wirkung.

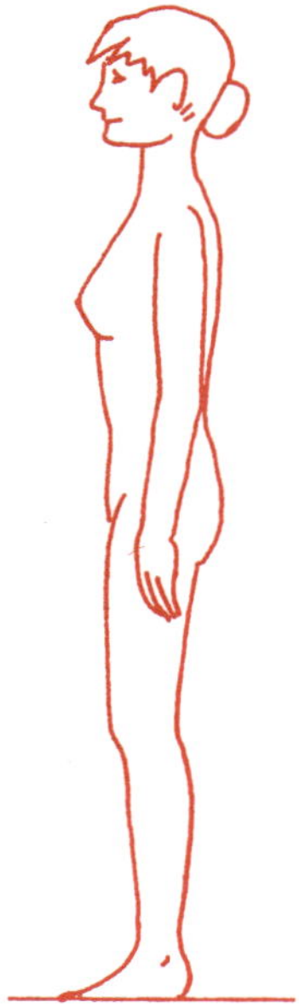

richtig

Beim Sitzen tendieren die meisten von uns dazu, in sich zusammenzusinken, was für den Rücken sehr belastend ist.

Belastende Sitzhaltung

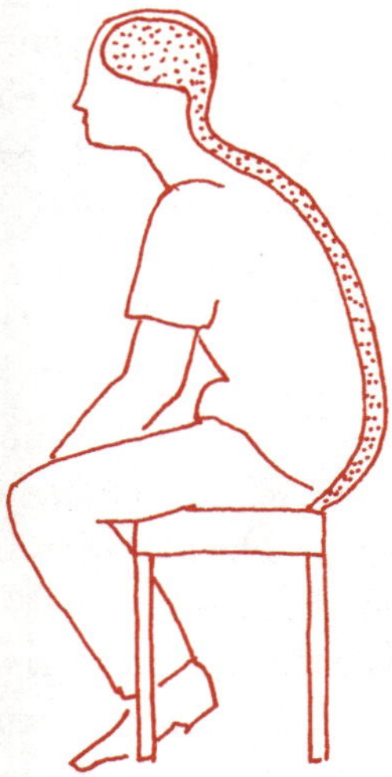

falsch

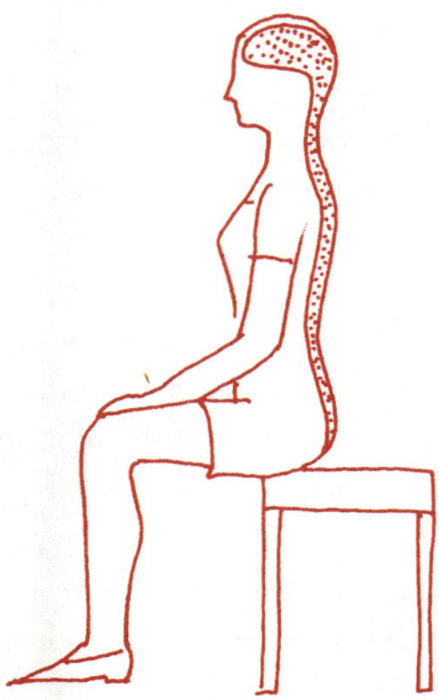

richtig

Starke Bänder und Muskeln halten die Wirbelsäule zusammen

Die Wirbelsäule besteht aus Wirbeln und Bandscheiben, welche von starken Bändern und Muskeln zusammengehalten werden, die Bewegungen ermöglichen. Durch Anpassen jeweils bestimmter Muskeln kann die Wirbelsäule sich beugen, strecken, seitwärts neigen und teilweise um ihre eigene Achse drehen. Obwohl sie eine so instabile Konstruktion ist, verfügt sie über erstaunliche motorische Möglichkeiten!

Schutz des Rückenmarkes

Eine weitere wichtige Funktion der Wirbel ist der Schutz des Rückenmarks. Jeder Wirbel hat ein Wirbelloch, das vom Wirbelkörper und den Wirbelbögen umschlossen wird. Die aneinandergereihten Wirbellöcher der einzelnen Wirbel bilden den Wirbelkanal, in den das Rückenmark eingebettet ist. Durch diesen Kanal verlaufen Nerven, die Signale vom Gehirn in alle Körperregionen und umgekehrt übermitteln. Diese Nerven befördern die motorischen und sensorischen Impulse. Jede Muskelbewegung beginnt mit einem motorischen Impuls (einem »Auftrag«), der im Gehirn entsteht.

Jede Bewegung im Geist mitvollziehen

In der Ismakogie verstärken wir die Wirkung der Übungen, indem wir die Muskelbewegung im Geiste mitvollziehen. Ein wichtiger Bestandteil jeder Übung ist, zu spüren, was beim Anspannen der Muskeln und beim Zurückfließenlassen der Spannung im Körper geschieht. Jede Bewegung sendet einen Gefühlsreiz an das Gehirn zurück. Konzentration und eine gute Grundhaltung sind die Voraussetzung für die richtige Ausführung der Übungen.

Wenn alles gut funktioniert, ist unser Körper ein Wunderwerk der Natur: Wirbel, Gelenke, Muskeln und Nerven sind dann perfekt aufeinander abgestimmt.

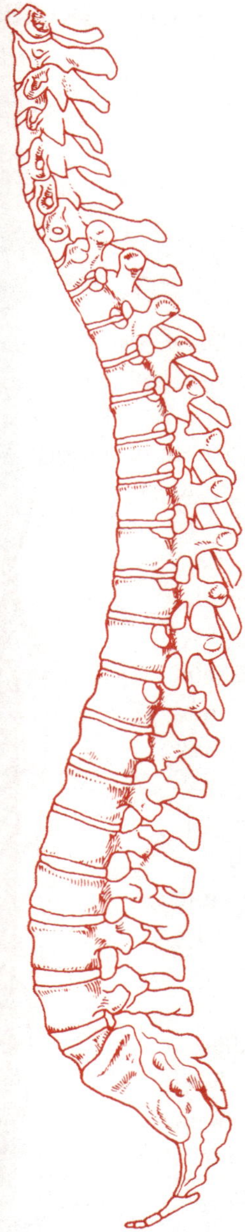

Wirbelsäule

3 Die Rückenmuskulatur

Unterschiedliche Funktionen der Rückenmuskeln

Im Rücken befinden sich verschiedene Muskelgruppen, die unterschiedliche Funktionen erfüllen.

Bewahrung der Haltung

Die Muskeln, die den Körper aufrecht halten, liegen links und rechts neben der Wirbelsäule. Mit den Bauchmuskeln zusammen ermöglichen Sie das Strecken, Beugen und Drehen des Rumpfes.

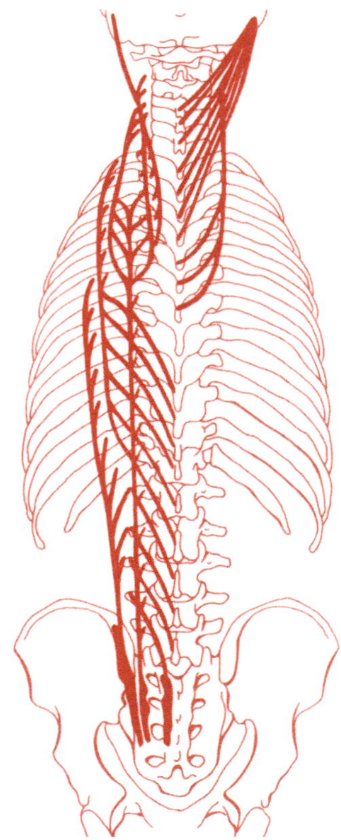

Feinabstimmung der Bewegungen

Kleine Muskeln, die V-förmig und kreuzförmig unmittelbar neben der Wirbelsäule nach oben verlaufen, ermöglichen die Feinabstimmung der Bewegung. In der Mitte und im unteren Bereich des Rückens entstehen bei diesen Muskeln leicht Verkürzungen (vor allem im Stehen), wodurch sich ein Hohlkreuz bildet. Außerdem sind die Wirbel in dieser

Region weniger beweglich als im oberen Teil des Rückens, was noch zu der Versteifung beiträgt. Dieser Tendenz kann man durch kleine Reck- und Streckübungen entgegenwirken.

Beweglichkeit des Brustkastens

Seitlich neben den Rippen befinden sich die Atemmuskeln, die dafür sorgen, dass der Brustkasten sich ausdehnen und wieder verengen kann. Sie ziehen die Rippen beim Einatmen zur Seite und nach oben. Eine andere Muskelgruppe bewegt die Rippen beim

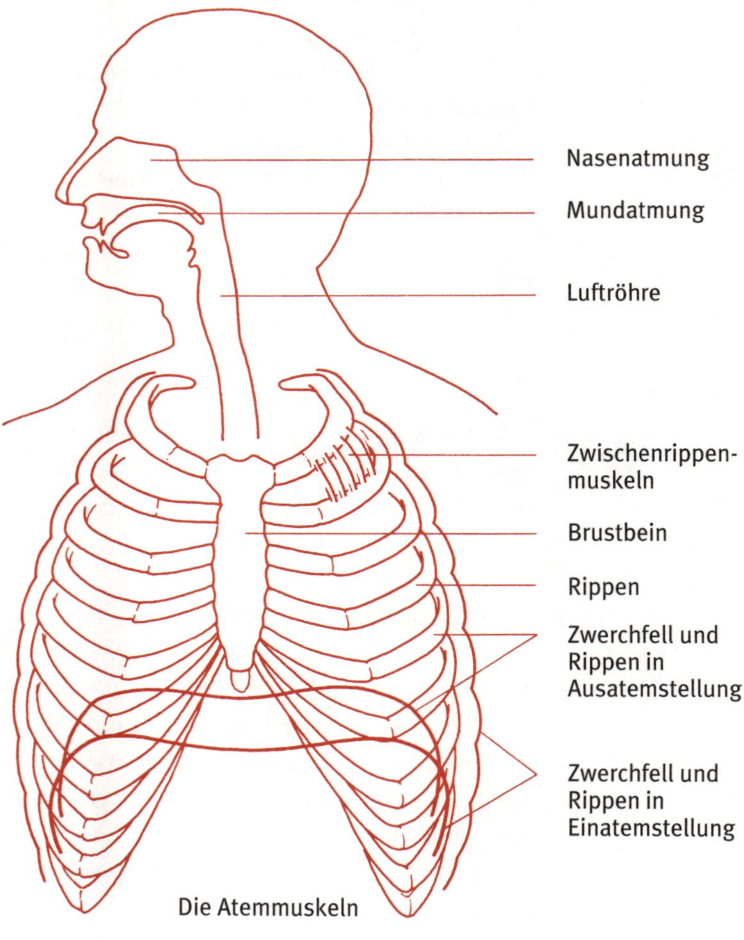

Die Atemmuskeln

Ausatmen wieder nach unten und nach innen. Wenn Sie die Handflächen auf die Seiten des Brustkorbs legen, können Sie diese Bewegung bei bewusstem Ein- und Ausatmen deutlich spüren.

Über diesen beiden Muskelgruppen der Atemmuskulatur liegen die oberflächlichen Rückenmuskeln, die die Bewegung des Schultergürtels und damit der Arme ermöglichen. Es handelt sich hier sowohl um kleine als auch um große, ziemlich flache Muskeln, die den Rücken bis zur Taille bedecken. Wenn Sie abwechselnd mit der rechten und der linken Schulter nach unten federn, spüren Sie die Bewegungen dieser Rückenmuskeln sehr deutlich.

Bewegung von Schultergürtel und Armen

Unterhalb der Taille liegen die Muskelgruppen, die die Bewegungen des Beckengürtels und der Beine ermöglichen.

Bewegung von Beckengürtel und Beinen

Dabei werden kleine Muskeln für differenzierte Bewegungen des Hüftgelenks und große Muskeln, unter anderem die Gesäßmuskeln, für die Streckung des Hüftgelenks eingesetzt. Letztere haben auch eine wichtige statische Funktion: den Rumpf aufrecht zu halten und den Beckenstand zu stabilisieren. Zusammen mit dem geraden Bauchmuskel halten sie das Becken in einer leicht nach hinten gekippten Position. Wenn Sie die Ismakogie-Übungen ausführen, trainieren Sie alle diese Muskeln.

Gesäß- und Bauchmusklen neigen zum Erschlaffen

Die Tatsache, dass die Gesäß- und die Bauchmuskeln zum Erschlaffen tendieren, vergrößert die Gefahr, dass ein Hohlkreuz entsteht, zusätzlich.

Die Ismakogie vermeidet bei Übungen das bewusste Anspannen der Gesäßmuskulatur, weil es dadurch zu einer Blockierung im Unterrücken kommen kann. Beim Anspannen der Bauchmuskeln werden gleichzeitig die Gesäßmuskeln aktiviert, ohne dass eine Blockierung entsteht.

An der Vorderseite der Wirbelsäule befinden sich zwei wichtige Muskeln, die es ermöglichen, das Hüftgelenk zu beugen, und die gleichzeitig dazu beitragen, dass das Becken in seiner Position bleibt.

Vordere Wirbelsäulen- und lange Rückenmuskulatur neigen zur Verkürzung

Diese Muskeln haben ebenso wie die lange Rückenmuskulatur eine Tendenz zur Verkürzung, was die Hohlkreuzbildung ebenfalls begünstigt.

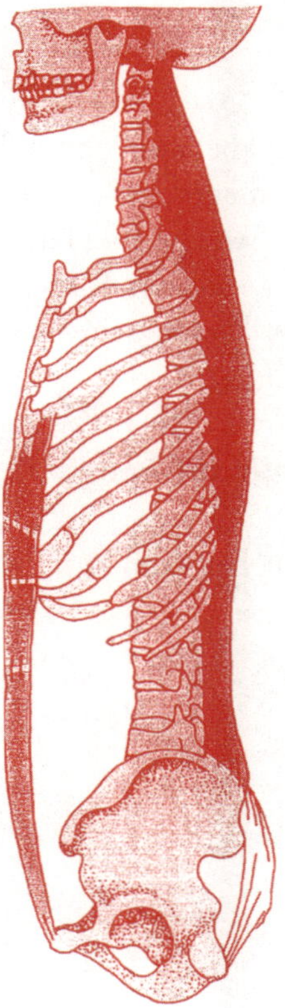

Deshalb ist es sehr wichtig, für ein ausgewogenes Verhältnis zwischen den beiden zur Verkürzung und den beiden zur Erschlaffung neigenden Muskelgruppen zu sorgen. Bei vielen Ismakogie-Übungen werden die zur Verkürzung neigenden Muskeln sanft gedehnt und die zur Erschlaffung tendierenden gekräftigt.

Balance zwischen entgegenwirkenden Muskelgruppen ist wichtig

Ist die Balance zwischen den einander entgegenwirkenden Muskelgruppen wiederhergestellt, sind die Rückenmuskeln zusammen mit den Bauchmuskeln stark genug, ein dynamisches Gleichgewicht aufrechtzuerhalten.

4 Die Schwachpunkte

Schwachpunkte beachten

Die Wirbelsäule kann ihre Aufgabe nur optimal erfüllen, wenn alle beteiligten Elemente gut zusammenarbeiten. Schon ein einziger Schwachpunkt kann das Ganze blockieren. Wenn wir unseren Rücken stärken wollen, müssen wir uns dieser Schwachpunkte bewusst werden.

Was sich auf die Wirbelsäule negativ auswirkt:

- Knochenentkalkung, vor allem bei Frauen nach der Menopause
- Verschleiß der Bandscheiben
- falsche Haltung
- falsche Bewegungen
- zu wenig Bewegung

Knochenentkalkung

Ständiger Auf- und Abbau von Knochengewebe

Wirbel bestehen aus Knochengewebe, und Knochengewebe wird ständig abgebaut und durch neue Knochenzellen ersetzt. Bei Kindern und jungen Erwachsenen entstehen mehr Knochenzellen neu, als abgebaut werden. Ihre Knochen werden schwerer und fester, und die Röhrenknochen in den Armen und Beinen werden länger – das ist der normale Wachstumsprozess des Skeletts vom Säuglings- bis zum Erwachsenenalter.

Diesen Prozess steuert das Gehirn, und endokrine Drüsen sowie (bei Frauen) Östrogen spielen dabei eine wichtige Rolle.

Wenn Menschen älter werden, verändert sich der Prozess des Ab- und Aufbaus der Knochen. Über eine gewisse Zahl von Jahren halten sich Auf- und Abbau des Knochengewebes die Waage, bis schließlich der Abbau allmählich überwiegt. Der Prozess der Knochenentkalkung beginnt irgendwann bei jedem Menschen, bei Frauen jedoch setzt er früher ein: Wenn die Frau nach der Menopause kein Östrogen mehr produziert, wird das Gleichgewicht zwischen Auf- und Abbau von Knochenzellen bei ihr stärker gestört. Insbesondere Frauen leiden also unter Entkalkung der Knochen. Ihre Knochen werden poröser und schrumpfen, und dadurch nimmt auch die Gefahr von Knochenbrüchen zu. Knochenentkalkung wird auch Osteoporose genannt.

Einsetzen der Knochenentkalkung

Zunehmende Gefahr von Knochenbrüchen

Dass Vorbeugen besser ist als Heilen, gilt insbesondere für Osteoporose. Empfehlenswerte Vorbeugemaßnahmen sind hier:

- gesunde Ernährung mit Kalzium und Milchprodukten in ausreichender Menge, aber auch grünem Blattgemüse, Nüssen und Vollkornbrot;
- mäßiger Konsum von Kaffee und Alkohol, weil diese Genussmittel die Kalziumaufnahme verringern;
- nicht rauchen, weil Rauchen den Aufbau von neuem Knochengewebe behindert;
- möglichst viel Zeit im Freien verbringen, weil Sonnenlicht für die Produktion von Vitamin D

Gesunde Ernährung

Mäßiger Konsum von Kaffee und Alkohol

Nicht rauchen

Nach draußen gehen

notwendig und für den Knochenaufbau unverzichtbar ist;

Viel Bewegung

- sich viel bewegen: spazierengehen, Rad fahren und die in diesem Buch beschriebenen Übungen ausführen!

Sich bewusst bewegen

Übungen gegen einen Widerstand ausführen

Ismakogie-Übungen helfen, den Prozess der Knochenentkalkung zu verzögern. Besonders nützlich sind Übungen, die man gegen einen Widerstand ausführt, beispielsweise abwechselnd mit dem rechten und linken Fuß gegen den Boden zu federn. Sehr vereinfacht ausgedrückt kann man sagen, dass das Gehirn bei diesen Übungen den Befehl aussendet, mehr Knochenzellen zu produzieren. Führen Sie die Übungen mit kleinen, bewussten Bewegungen aus; dann laufen Sie nicht Gefahr, sich zu überlasten.

Verschleiß der Bandscheiben

Ständiger Druck auf die Bandscheiben

Die Kissen zwischen den Wirbeln bestehen aus Knorpelgewebe. Knorpel erneuert sich im Gegensatz zum Knochengewebe kaum. Durch den ständig auf ihnen lastenden Druck und das Einwirken der Wirbel zu beiden Seiten der Knorpelmasse (oben und unten) wird die Gefahr des Verschleißes mit zunehmendem Alter immer größer. Hinzu kommt, dass der von oben auf der Wirbelsäule lastende Druck die Flüssigkeit aus dem Knorpelgewebe presst. Während des Schlafs saugen sich die Bandscheiben dann wieder mit Flüssigkeit voll. Deshalb sind wir morgens etwas länger als abends.

Bewusst strecken

Bei den meisten Ismakogie-Übungen wird die Wirbelsäule sanft gestreckt. Jede dieser Streckbewegungen verringert kurzzeitig den auf ihr lastenden Druck. Dies wirkt sich unter anderem positiv auf die Bandscheiben aus.

Ismakogie-Übungen verringern den Druck

Falsche Haltung

Viele Menschen sind nicht mehr in der Lage, aufrecht zu sitzen oder zu stehen. Sie »hängen« mit gekrümmtem Rücken vornüber. Um trotzdem geradeaus schauen zu können, müssen sie die Nackenwirbel in eine unnatürliche Stellung hineinzwingen. Auf Dauer schädigt dies die Nackenwirbel und die Schultermuskulatur.

Unnatürliche Haltung schädigt Wirbel und Muskulatur

Aufgrund der Schwerkraft neigt der Körper dazu, in sich zusammenzusacken. Dass Menschen, die unter Osteoporose leiden, kleiner werden, liegt deshalb nicht nur am Abnehmen der Knochenmasse, sondern auch an einer falschen Haltung. Wenn Sie ständig die Schultern nach vorn ziehen, werden die Wirbel, vor allem die Brustwirbel, so steif, dass Sie irgendwann Ihren Rücken nicht mehr strecken können.

Mit rundem Rücken zu sitzen oder zu stehen wirkt sich auf die Wirbelsäule verheerend aus. In dieser Haltung erschlafft die Rückenmuskulatur, und die Muskeln verlieren aufgrund ihrer schlechten Verfassung ihre Stützfunktion für den Rücken. Außerdem werden durch diese Haltung die Organe in der Brust und in der Bauchhöhle eingezwängt, was ihre Funktionsfähigkeit behindert.

Muskulatur verliert Stützfunktion

Behinderte Funktionsfähigkeit von Organen

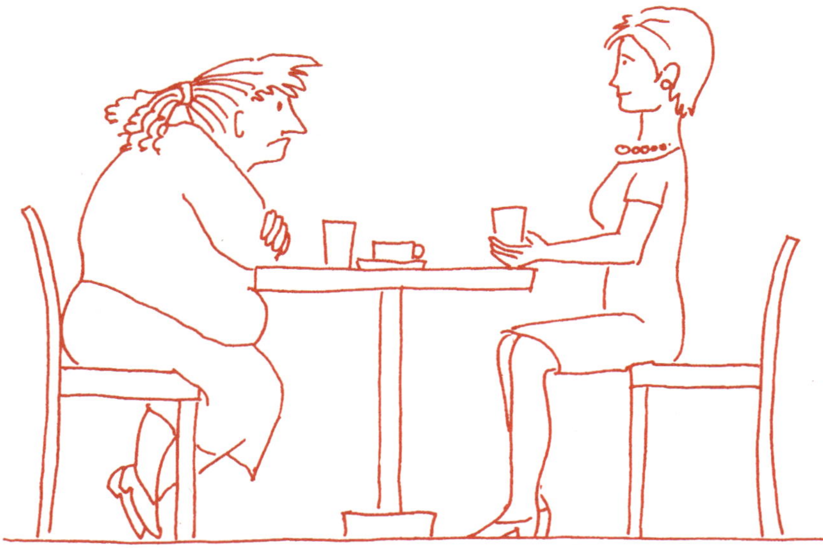

Bewusst aufrecht sitzen

Muskelkorsett stärken

Durch die Ismakogie-Übungen lernen Sie, wieder aufrecht zu sitzen, auch ohne Rückenlehne. Wenn Sie Ihr Muskelkorsett stärken und die Wirbelsäule beweglicher machen, wird auch Ihre Haltung besser, und dies ermöglicht Ihnen, mühelos gerade zu sitzen. So lernen Sie, zwischen den zur Erschlaffung tendierenden Bauchmuskeln und den zur Verkürzung neigenden Rückenmuskeln ein dynamisches Gleichgewicht aufrecht zu erhalten.

Falsche Bewegungen

Vorsicht beim Heben von schweren Gegenständen

Gleichzeitiges Bücken und Drehen ist für die Wirbelsäule eine starke Belastung. Seien Sie vorsichtig beim Heben, vor allem wenn es sich um schwere Gegenstände handelt. Halten Sie das schwere Objekt, das

Sie heben wollen, dicht an Ihrem Körper, und nutzen Sie die Kraft Ihrer Beine. Dabei bleibt der Rücken gerade, und die Beine sind gestreckt.

Bei sportlichen Aktivitäten können Probleme auftreten, wenn Sie nur einmal pro Woche Sport treiben und ansonsten auf körperliche Aktivitäten verzichten. Überanstrengungen der Muskeln und Muskelkater sind für die Muskeln schädlich.

Überanstrengungen meiden

Bewusst fühlen

Mit Hilfe der Ismakogie entwickeln Sie ein besseres Körpergefühl. Sie nehmen die Bewegungsabläufe von Muskeln und Gelenken klarer wahr und finden so zu einer ökonomischeren Bewegung. Sie werden sich Ihrer Grenzen bewusst und können sie gegebenenfalls etwas weiter stecken, ohne sich dabei zu überlasten.

Besseres Körpergefühl

Bewegungsmangel

Wenn wir uns zu wenig bewegen, erschlaffen die Muskeln und werden unsere Gelenke steif. Dies wirkt sich negativ auf Stoffwechsel, Durchblutung, Nervensystem und Atmung aus. Bewegungsmangel ist ein so weit verbreitetes Phänomen, dass in den letzten fünfzig Jahren allgemein ein drastischer Rückgang an Muskelkraft, Beweglichkeit und Ausdauer zu verzeichnen ist.

Negative Auswirkungen von Bewegungsmangel

Sich bewusst mehr bewegen

Durch die Ismakogie-Übungen trainieren wir Muskelkraft, Beweglichkeit und Ausdauer, ohne

Das richtige Maß an Bewegung finden

dass wir uns dabei überanstrengen oder uns einen Muskelkater zuziehen. Wir üben im Alltag, finden eine Balance zwischen zu viel und zu wenig Bewegung und erleben die Wechselwirkung zwischen einem flexiblen Körper und einem flexiblen Geist.

Ismakogie bedeutet: sich bewusst bewegen und Freude daran haben.

5 Die richtige Grundhaltung

Die richtige Grundhaltung ist das Fundament aller Ismakogie-Übungen.

Richtig zu sitzen und zu stehen ist schon an sich eine gute Übung. Spüren Sie, wie es sich auf Ihren Körper auswirkt, je nachdem, ob Sie das Gewicht gleichmäßig auf beide Beine verteilen oder ob Sie schief auf einem Bein stehen. Prüfen Sie, ob Sie wirklich mitten auf den Sitzbeinhöckern sitzen oder eher auf dem Unterrücken. Ein wichtiger Bestandteil der Ismakogie ist, dass Sie lernen, sich selbst zu korrigieren.

Auf richtige Grundhaltung beim Stehen und Sitzen achten

Sich selbst korrigieren

Wenn Sie richtig sitzen, stehen oder liegen, befindet sich Ihr Körper in einer guten Ausgangsposition, und Sie können jede Übung so ausführen, dass die Bewegung zu einer Ganzkörperübung wird. Wenn Sie nicht gut sitzen oder stehen, spüren Sie Blockaden und einen völlig anderen Muskelverlauf, wodurch die Übung an Effektivität verliert.

Mit jeder Übung den ganzen Körper trainieren

Sie können die Wirkung der Übung verstärken, indem Sie die Bewegungen der Muskeln im Geiste mitvollziehen und gleichzeitig darauf achten, ob die Übung wirklich gut für Sie ist. Erzwingen Sie nichts, und setzen Sie sich auch nicht über Ihre Schmerzgrenze hinweg. Das schadet Ihrem Körper. Versuchen Sie herauszufinden, ob die Übung noch besser

Nichts erzwingen

wirkt, wenn Sie die Bewegung kleiner machen und langsamer ausführen.

Eine Übung, die gut für Ihren Rücken ist, muss auch gut für den restlichen Körper sein. Sie muss insgesamt stimmig sein, dann machen Sie Gebrauch von Ihrem ganzen Körper. An einer Bewegung, die beispielsweise von den Rückenmuskeln ausgelöst wird, sind die Muskeln, die von dort aus nach oben und nach unten hin verlaufen, immer mit beteiligt.

Kleine Bewegungen belasten weniger als große

Übungen mit kleinen Bewegungen belasten weniger als Übungen mit größeren Bewegungen. Professor Anne Seidel hat immer wieder gesagt: »Je kleiner die Übung, um so größer die Wirkung.« Dies ist insofern sehr praktisch, als es Ihnen ermöglicht, in jeder Lebenslage zu üben: während einer Konferenz, im Zug, in einer Warteschlange – einfach überall.

Natürlich machen wir in der Ismakogie auch Übungen mit größeren und schnelleren Bewegungen, häufig – und mit großem Vergnügen – zu schöner Musik. Doch wenn Sie wirklich spüren wollen, wie eine Übung wirkt, sind langsame und bewusste Bewegungen besser.

Die Ismakogie kennt mehrere Grundhaltungen:

Sitzen

Auf den Sitzbeinhöckern sitzen

Sie sitzen auf Ihren Sitzbeinhöckern vorn auf einem Stuhl. Ihre Oberschenkel müssen sich noch nach rechts und nach links bewegen lassen.

Vier rechte Winkel bilden

Ihr Körper bildet vier rechte Winkel von 90 Grad zwischen Fuß und Unterschenkel, Unterschenkel und Oberschenkel, Oberschenkel und Rumpf sowie zwischen Hals und Kinn. Die Fersen stehen etwas enger zusammen als die Vorfüße. In dieser Position unterstützen die Füße beim aufrechten Sitzen die Wirbelsäule, und im Körper entstehen keine Blockaden.

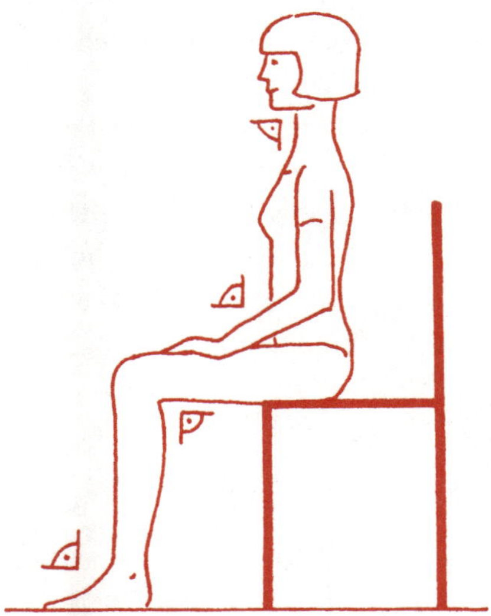

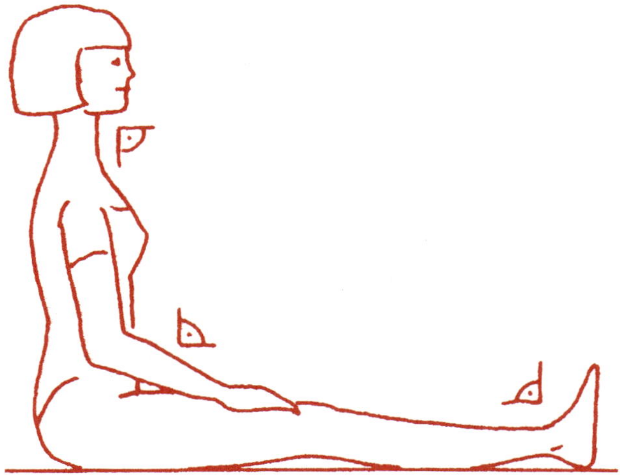

Langsitz

Drei rechte Winkel bilden

Sie sitzen so auf dem Boden, dass Ihr Körper drei rechte Winkel bildet. Die Fersen stehen etwas enger zusammen als die Vorfüße.

Langsitz bringt Vorder- und Rückseite des Körpers in Balance

Hin und wieder im Langsitz zu sitzen ist gut, weil dadurch die Muskeln auf der Rückseite der Beine und im Rücken gedehnt und die Muskeln auf der Vorderseite der Beine und am Bauch gekräftigt werden. Dies bringt Vorder- und Rückseite Ihres Körpers in eine bessere Balance.

Liegen

Zwei rechte Winkel bilden

Sie liegen so, dass Kinn und Füße einen rechten Winkel zum Körper bilden. Die Fersen liegen etwas enger zusammen als die Vorfüße.

Muskeln und Gelenke werden entlastet

Im Liegen werden Muskeln und Gelenke entlastet, weil das Körpergewicht weniger Druck auf sie

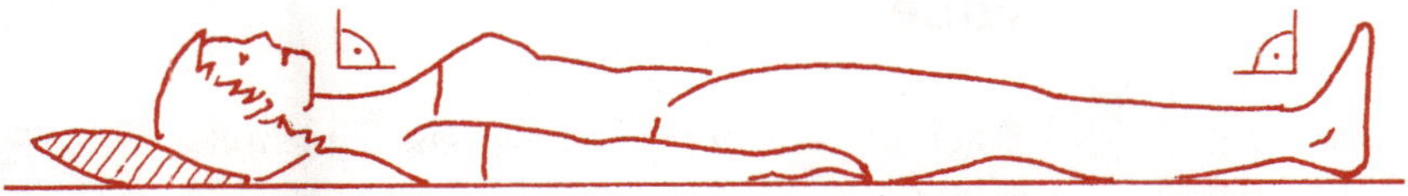

ausübt. Das ist der große Vorteil von Übungen, die auf dem Boden oder im Bett liegend ausgeführt werden. Fällt Ihr Kopf dabei zu stark nach hinten, können Sie ein kleines Kissen darunterlegen.

Stehen

Zwei rechte Winkel bilden

Sie stehen so, dass Füße und Kinn mit Ihrem Körper einen rechten Winkel bilden. Genau wie in der Sitzhaltung stellen Sie die Fersen etwas näher zusammen als die Vorfüße, die Füße stehen im körpereigenen Spreizstand – das bedeutet, dass sie sich senkrecht unter den Hüftgelenken befinden. Die Arme hängen locker zu den Körperseiten herab, die Handflächen weisen zum Körper, die Knie sind gestreckt, aber nicht überstreckt; sie sind auch nicht gebeugt, denn in dieser Haltung würde Ihr Körper in sich zusammensacken. Sie finden die richtige Haltung im Stehen, wenn Sie zunächst die Knie nach hinten durchdrücken (überstrecken) und dann die Spannung wieder lösen. Danach spüren Sie, dass Sie mit geraden Knien stehen.

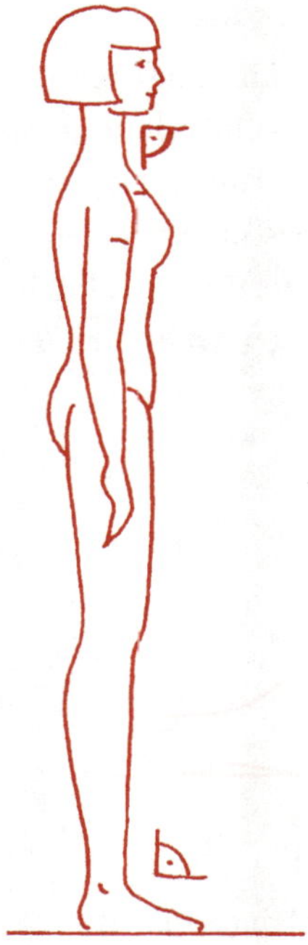

Füße

Auch die Füße stützen die Wirbelsäule

Auch die Position der Füße auf dem Boden ist sehr wichtig. Wenn wir die Fersen nah beieinander halten, stützen wir die Wirbelsäule. Stehen die Fersen weiter auseinander, sinken wir in der Körpermitte ein.

Spüren Sie, wie sich Ihre Sitzhaltung verändert, je nachdem, ob Ihre Fersen nah beieinander stehen oder ob sie weiter voneinander entfernt sind.

Eine Konferenz ist eine ideale Gelegenheit, sich einmal anzuschauen, wie sich die Stellung der Füße auf den gesamten Körper auswirkt. Die Gesichter und Schultern der Anwesenden verraten, ob diese mit den Füßen fest auf dem Boden stehen und ob ihr Körper dadurch die notwendige Unterstützung erhält. Dies veranschaulicht, wie wichtig es ist, die Füße richtig auf den Boden zu stellen, damit der Körper »in Form bleibt«.

Federnde Konstruktion des Fußgewölbes schützt vor Erschütterungen

Bei gutem Bodenkontakt stehen alle Fußkontaktpunkte auf dem Boden. Die Fußgewölbe bilden dann eine Art Brücke, eine federnde Konstruktion in unseren Füßen. Beim Gehen ist dies besonders wichtig, weil es unseren Kopf vor Erschütterungen schützt, die durch die Wirbelsäule nach oben weitergeleitet werden.

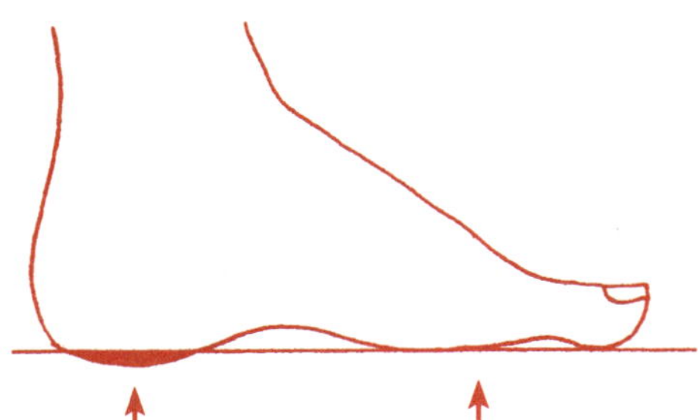

Fersenkontaktpunkt / Großzehenkontaktpunkt

Vor allem die Fersenkontaktpunkte unterstützen die Wirbelsäule. Dies können Sie deutlich spüren, wenn Sie mit den Fersen gegen den Boden drücken.

Sitzbeinhöcker und Wirbelsäule

Sich immer auf die Sitzbeinhöcker setzen

Die Sitzbeinhöcker sind zwei Knochen in den Gesäßbacken. Wie ihr Name schon sagt, sollten wir auf ihnen sitzen. Tun wir dies, bilden Bauch und Oberschenkel einen rechten Winkel. Wenn wir so auf einem Stuhl sitzen, können wir uns nicht mehr anlehnen. Das brauchen wir auch gar nicht, denn Wirbelsäule und Rückenmuskeln sind unsere Rückenlehne; wir haben es einfach nur verlernt, sie so zu benutzen. Setzen Sie sich einmal hinter Ihre Sitzbeinhöcker, und spüren Sie, was sich dabei in ihrem Körper verändert. Sie können auch bei anderen Menschen leicht erkennen, wenn sie nicht auf Ihren Sitzbeinhöckern sitzen.

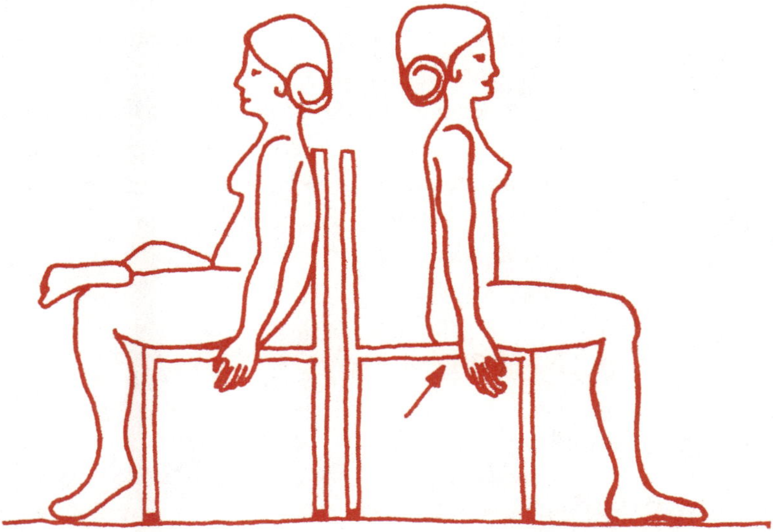

Bauch

Bauchmuskeln bilden Gegengewicht zur Rückenmuskulatur

Starke Bauchmuskeln sind wichtig als Gegengewicht zur Rückenmuskulatur. Die Bauchmuskulatur erschlafft, wenn Ihr Rumpf beim Sitzen zusammensinkt. Eine einfache, sehr wirksame Übung zur Kräftigung der Bauchmuskulatur besteht darin, gerade zu sitzen. Legen Sie die Hände auf den Bauch, und spüren Sie den Unterschied zwischen einer zusammengesunkenen und einer aufrechten Sitzhaltung.

Schultern

Schultergürtel ist häufig verspannt

Der Schultergürtel ist flexibel und sehr beweglich. Allerdings ist dieser Bereich bei vielen Menschen blockiert. Durch das Hochziehen der Schultern und eine falsche Kopfhaltung entstehen auf die Dauer Beschwerden. Eine Übung, die mit entspannten Schultern ausgeführt wird, wirkt völlig anders als eine Übung, bei der Sie Ihre Schultern hochziehen. Letztere verstärkt die Blockierung nur, statt sie aufzulösen.

Lassen Sie die Schultern bei allen Übungen so weit unten wie möglich. Sie sollten weder nach vorn noch nach hinten gezogen sein, sondern sich seitlich Ihres Rumpfes befinden. Die Arme hängen locker und die Handflächen weisen zum Körper.

Nacken

Wenn Ihre Füße gut auf dem Boden stehen, Sie auf Ihren Sitzbeinhöckern sitzen und Ihre Schultern sich an ihrem Platz befinden, bilden Kinn und Hals einen rechten Winkel. Die Nackenmuskeln können die Haltung von Kopf und Hals positiv oder negativ beeinflussen. Strecken Sie das Kinn vor, werden Ihre Nackenmuskeln stärker belastet, so dass sie sich verkrampfen und Kopfschmerzen verursachen können.

Verkrampfte Nackenmuskeln können Kopfschmerzen verursachen

Beim Strecken der Wirbelsäule und der Halswirbel sollten Sie darauf achten, dass Sie auf Ihren Sitzbeinknochen sitzen. Die Halswirbel sind die beweglichsten Wirbel. In den Ismakogie-Übungen strecken wir den Nacken sanft und erzeugen so ein sanftes Schwingen. Dies wirkt vorbeugend gegen Muskelverkrampfungen und Steifheit im Bereich der Halswirbelsäule.

Ismakogie-Übungen beugen Verkrampfungen vor

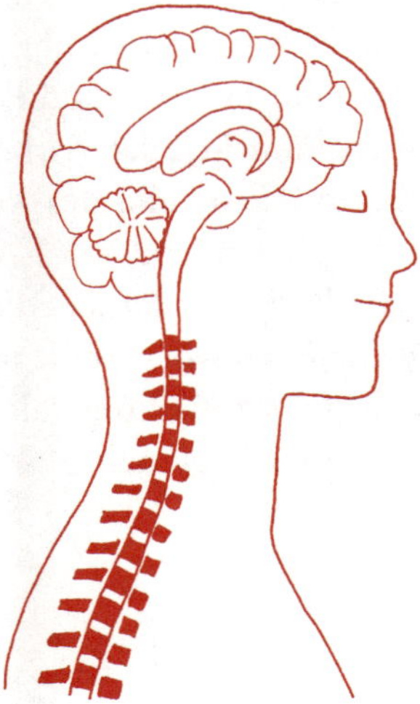

Atmung

Wenn Sie eine Übung schnell ausführen, atmen Sie ruhig ein und aus. Bei langsamen Übungen können Sie die Atmung an den Rhythmus der Bewegung anpassen: Sie atmen dann beim Anspannen der

Ruhig ein- und ausatmen

Muskeln langsam aus und beim Zurückfließenlassen der Muskelspannung langsam ein.

Die Wechselwirkung von Mittelfingern und Wirbelsäule

Mittelfinger und Wirbelsäule gleichzeitig strecken

Wenn Sie die richtige Grundhaltung eingenommen haben, können Sie, indem Sie die Mittelfinger strecken, die Wirbelsäule in eine ganz leichte, aber trotzdem sehr intensive Streckung bringen. Ein kleines Wunder.

Auf die oben beschriebene Weise bauen wir in der Ismakogie die Grundhaltung auf. Alles muss stimmig sein: Haltung und Position der Füße, der Sitzbeinhöcker, der Wirbelsäule, der Schultern, des Nackens und des Kopfs. Alles ist miteinander verbunden.

Jede falsche Position und jede Fehlhaltung wird auf alle anderen Körperteile übertragen. Korrigieren Sie falls nötig Ihre Haltung, bevor Sie mit einer Übung beginnen.

Teil 2

Übungspraxis

6 Übungen für den Rücken

Ismakogie ist keine Therapie zur Behandlung von Rückenschmerzen, sondern eine Methode, mit deren Hilfe wir über die Art und Weise, wie wir uns bewegen, mehr Klarheit gewinnen können. Rückenschmerzen treten oft infolge einer schlechten Haltung oder einer falschen Art, sich zu bewegen, auf. Verändern wir solche ungünstigen Gewohnheiten, so wirkt sich dies meist positiv auf unsere Beschwerden aus.

Die Ismakogie lehrt uns, durch kleine Übungen zu verhindern, dass Beschwerden überhaupt entstehen. Und wir lernen, was wir selbst zur Linderung von Beschwerden tun können.

Suchen Sie bei akuten Rückenschmerzen in jedem Fall Ihren Arzt auf! Bei chronischen Rückenschmerzen sollte man sich untersuchen lassen, beispielsweise von einem Chiropraktiker. Heilkundige mit dieser Ausbildung sind auf Wirbelsäule, Nerven und Muskeln spezialisiert. Eine chiropraktische Behandlung stabilisiert den Rücken und verringert dadurch die Beschwerden. Außerdem sollten Sie aber auch selbst etwas für Ihren Rücken tun, indem Sie entsprechende Übungen ausführen. Dafür eignen sich die Ismakogie-Übungen ganz besonders.

Es gibt Übungen mit sehr kleinen Bewegungen, die bei bereits bestehenden Rückenschmerzen keine zusätzliche Belastung erzeugen, und es gibt dynamischere Übungen mit größerem Krafteinsatz, die man zur Vorbeugung gegen Rückenbeschwerden nutzen und mit denen man den Rücken stärken kann.

Morgens im Bett zu üben eignet sich ideal zum Aufwärmen der Muskeln, insbesondere dann, wenn Ihre Muskeln und Gelenke beim Aufwachen gewöhnlich steif sind. Die Ausführung von Übungen im Liegen hat außerdem den Vorteil, dass Muskeln und Gelenke nicht so stark belastet werden wie in einer aufrechten Position, weil die Druckwirkung des Körpergewichts geringer ist.

Legen Sie ein kleines Kissen unter den Kopf, und liegen Sie so auf dem Rücken, dass der Nacken gestreckt bleibt und Kinn und Hals einen rechten Winkel zueinander bilden.

Übungen bei Rückenschmerzen – im Liegen, auf einer weichen Matratze im Bett

Übung 1

Legen Sie sich in der richtigen Grundhaltung auf den Rücken.

Ziehen Sie die Knie nacheinander hoch; die Fußsohlen bleiben auf der Matratze. Lassen Sie die Knie langsam nach rechts und links schwingen. Achten Sie darauf, dass die Bewegungen klein bleiben, denn dadurch erzielen Sie die beste Wirkung. Möglicherweise haben Sie dabei das Gefühl, dass nicht viel passiert, doch die kleinen Muskeln entlang Ihrer Wirbelsäule werden auf diese Weise sanft bewegt.

Wenn uns etwas weh tut, neigen wir dazu, dem Schmerz auszuweichen, indem wir die schmerzenden Bereiche so ruhig wie möglich halten. Dadurch verkrampfen sich die Muskeln, was wiederum den Heilungsprozess verzögert. Ruhige, kleine Bewegungen helfen, Verkrampfungen zu lösen.

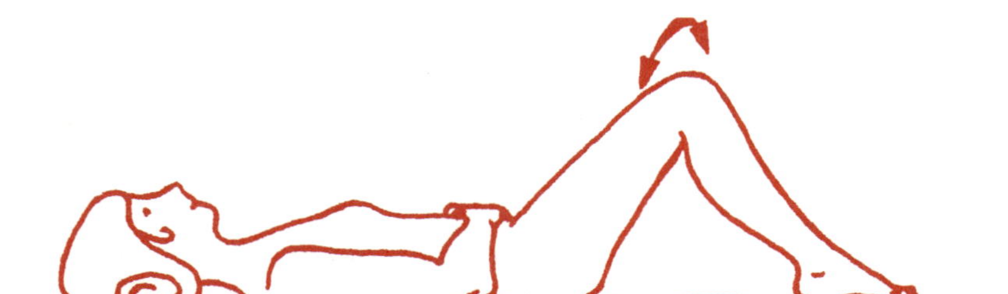

Übung 2

Legen Sie sich in der Grundhaltung auf den Rücken, und winkeln Sie die Knie an. Legen Sie die Hände auf den Bauch, und spüren Sie, was dort geschieht.

Federn Sie mit Ihren Lendenwirbeln sanft gegen die Matratze, anfangs mit sehr kleinen, nicht forcierten Bewegungen. Wenn es sich gut anfühlt, können Sie die Bewegungen etwas größer werden lassen. Vollziehen Sie die Übungen auch im Geiste mit, und richten Sie Ihre Aufmerksamkeit auf die Lendenwirbel. Spüren Sie, dass es sich unterschiedlich anfühlt, je nachdem, ob die Bewegung von den Rückenmuskeln oder von den Bauchmuskeln ausgelöst wird.

Bewegen Sie sich konzentriert und fließend. Dann ist die Übung viel wirkungsvoller, als wenn Sie einfach nur gedankenlos das Becken auf und ab bewegen.

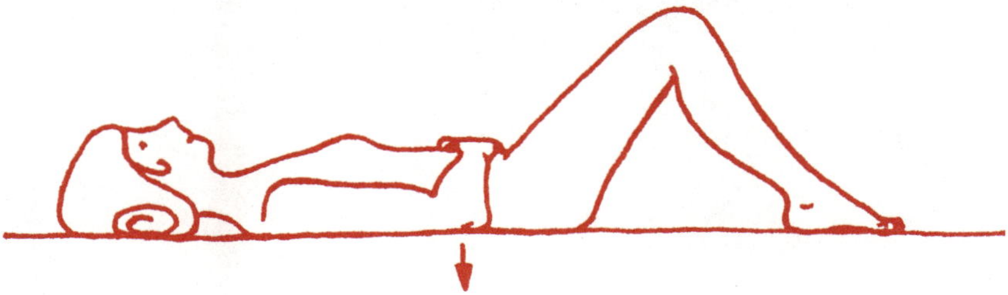

Vorbeugende Übungen, die auch bei leichten Rückenschmerzen ausgeführt werden können

Übungen im Liegen – auf einer weichen Matratze im Bett

Die folgenden zehn Übungen sollten in der angegebenen Reihenfolge ausgeführt werden. Sie bauen so aufeinander auf, dass es nicht zu einer unnötigen Belastung der Muskeln kommt.

Übung 1

Legen Sie sich in der Grundhaltung auf den Rücken.

Ziehen Sie zuerst das eine und dann das andere Knie an, und lassen Sie die Fußsohlen dabei auf der Matratze. Legen Sie die Hände auf den Bauch, so dass Sie genau spüren können, wie die Bauchmuskeln aktiv werden.

Spannen Sie nun die Bauchmuskeln langsam an, und ziehen Sie die Bauchdecke nach innen, während Sie gleichzeitig ausatmen. Spüren Sie, wie sich der Rücken mitbewegt. Atmen Sie beim Zurückfließenlassen der Muskelspannung ein. Bewegen Sie sich langsam und fließend im Einklang mit dem Atemrhythmus.

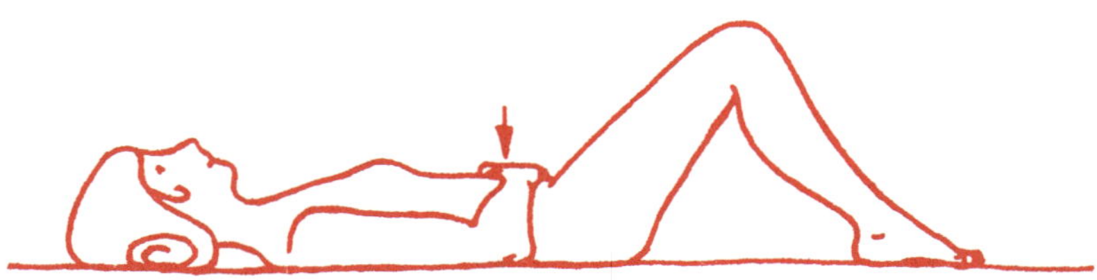

Übung 2

Legen Sie sich in der Grundhaltung auf den Rücken, und winkeln Sie die Knie an.

Federn Sie mit den Lendenwirbeln langsam gegen die Matratze, und spüren Sie, wie sich Ihr Bauch mitbewegt. Es macht einen Unterschied, ob die Bewegung von den Rückenmuskeln oder von den Bauchmuskeln ausgelöst wird. Wiederholen Sie die Bewegung ein paarmal mit Betonung auf der Rückenmuskulatur und ein paarmal mit Betonung auf der Bauchmuskulatur.

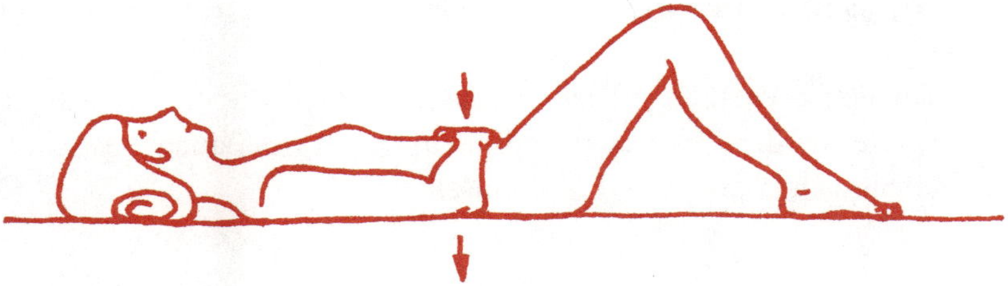

Übung 3

Legen Sie sich in der Grundhaltung mit gestreckten Beinen auf den Rücken, und legen Sie die Hände auf den Bauch.

Spannen Sie die Bauchmuskeln langsam an, und ziehen Sie sie nach innen. Spüren Sie, wie das Schambein nach oben kippt und die Lendenwirbel in die Matratze hinein federn. Der Ausgangspunkt der Bewegung sind hier die Bauchmuskeln, die in fließender Bewegung angespannt und entspannt werden.

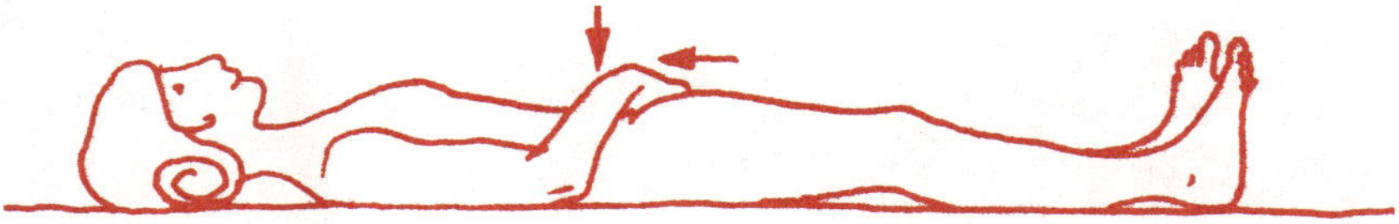

Übung 4

Legen Sie sich in der Grundhaltung mit gestreckten Beinen auf den Rücken.

Federn Sie mit den Händen auf dem Bauch die Lendenwirbel gegen die Matratze. Die Bewegung wird von der Rückenmuskulatur ausgelöst, aber auch der Bauch bewegt sich mit. Achten Sie darauf, dass Sie sich in einer fließenden Bewegung anspannen und entspannen.

Übung 5

Legen Sie sich in der Grundhaltung mit gestreckten Beinen auf den Rücken.

Ziehen Sie die Vorfüße in Richtung Knie, und spüren Sie, wie sich die Muskelkette an der Vorderseite der Beine und am Bauch anspannt. Bewegen Sie sich langsam und rhythmisch.

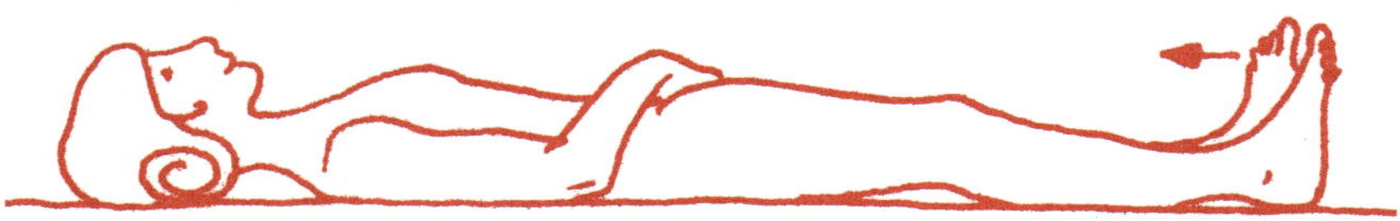

Übung 6

Legen Sie sich in der Grundhaltung mit gestreckten Beinen auf den Rücken.

Strecken Sie abwechselnd die rechte und die linke Ferse vom Körper weg, wodurch sich auch die Hüfte abwechselnd rechts und links nach unten schiebt. Der Oberkörper bewegt sich nicht mit. Spüren Sie, wie der Beckengürtel in Bewegung kommt.

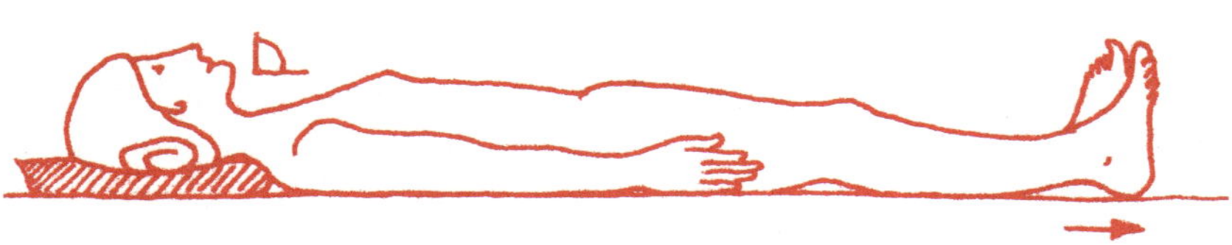

Übung 7

Die gleiche Übung wie 6, doch diesmal liegen die Hände unter dem Kopf.

Strecken Sie abwechselnd rechts und links die Fersen vom Körper weg. Dadurch werden gleichzeitig die Seiten des Rumpfes gedehnt. Räkeln Sie sich wie eine Katze – sehr langsam. Diese Übung bringt Sie morgens in Schwung. Genießen Sie die Bewegung.

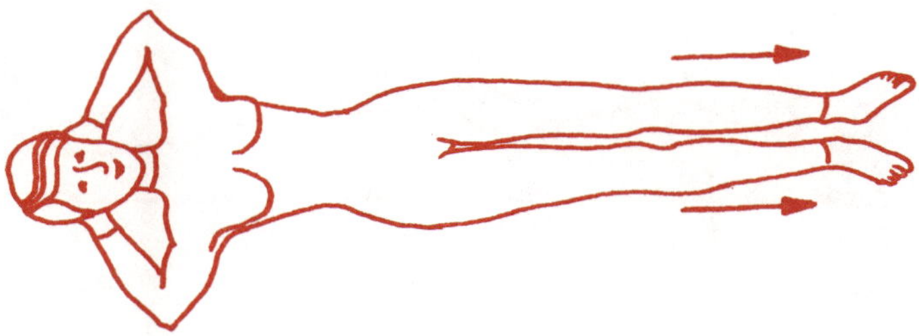

Übung 8

Legen Sie sich in der Grundhaltung mit gestreckten Beinen auf den Rücken.

Legen Sie die Hände auf den Bauch, und federn Sie mit der rechten Schulter ein paarmal in Richtung Taille. Federn Sie anschließend ein paarmal mit der linken Schulter zur Taille hin, und spüren Sie, wie die Schultermuskeln gedehnt werden. Federn Sie dann mit beiden Schultern gleichzeitig. Achten Sie darauf, dass Sie die Schultern zwischendurch nicht hochziehen.

Wenn die Schultern zur Taille federn, strecken Sie unwillkürlich Ihren Nacken. Dies ist eine gute Übung bei verkrampfter Nackenmuskulatur.

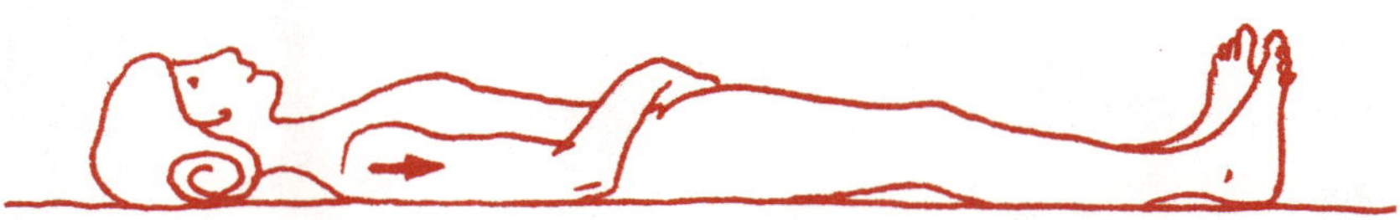

Übung 9

Legen Sie sich in der Grundhaltung mit gestreckten Beinen auf den Rücken.

Heben Sie die Schultern leicht an, und federn Sie sie bewusst gegen die Matratze. Der Schwerpunkt liegt hier auf der nach unten federnden Bewegung. Spüren Sie, dass die Rückenmuskeln sich anspannen und dass die Brustmuskeln leicht gedehnt werden.

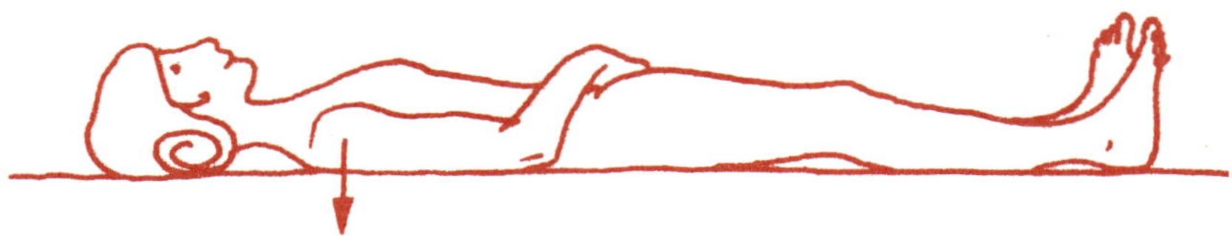

Übung 10

Legen Sie sich in der Grundhaltung mit gestreckten Beinen auf den Rücken.

Lassen Sie den Kopf langsam nach rechts und links rollen, indem Sie abwechselnd das rechte und das linke Ohr zum Kissen hin bewegen. Diese Übung ist eine Wohltat für die Nackenmuskulatur.

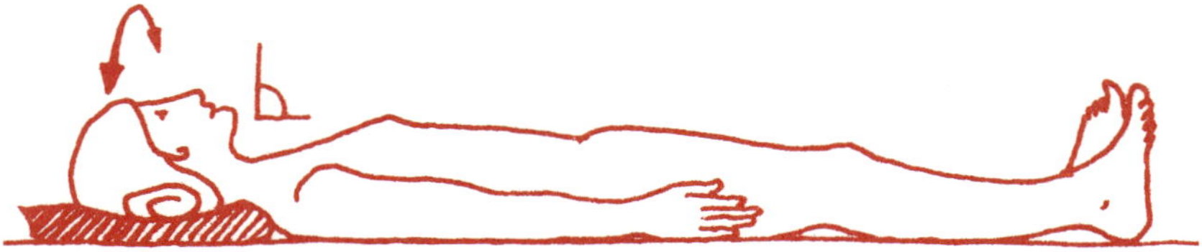

Die folgenden Übungen können Sie im Bett oder – besser noch – auf einem harten Untergrund ausführen, beispielsweise auf dem mit einem Schlafsack abgepolsterten Boden. Auf diese Weise nutzen Sie den Gegendruck des Untergrundes für sich.

Übung 1

Sie liegen in der Grundhaltung auf dem Rücken und winkeln die Knie an. Die Hände liegen auf dem Bauch.

Federn Sie die Lendenwirbel gegen den Boden, und ziehen Sie dabei den Bauch ein. Beim Ausatmen federn Sie nach unten, und beim Einatmen entspannen Sie sich. Verstärken Sie die Übung, indem Sie den unteren Gesäßrand anheben. Dadurch werden die Lendenwirbel noch stärker gegen den Boden gedrückt. Der Oberrücken bleibt auf dem Boden liegen, und das Gesäß wird jedes Mal ein wenig höher gehoben.

Diese Übung verbessert die Beweglichkeit des Unterrückens und kräftigt die Bauch- und Gesäßmuskulatur.

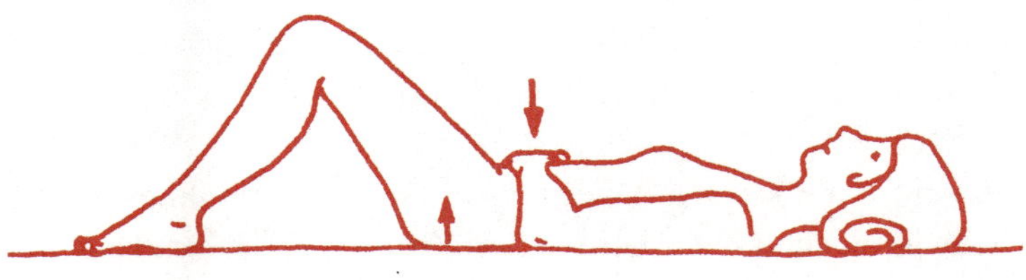

Übung 2

Legen Sie sich in der Grundhaltung auf den Rücken, und winkeln Sie die Knie an.

Bewegen Sie beide Knie langsam nach rechts zum Boden, wobei die Füße zusammenbleiben. Der Unterrücken kippt mit nach rechts, die Schultern bleiben auf dem Boden liegen. Bringen Sie die Knie jetzt langsam wieder in die Ausgangsposition, und bewegen Sie sie nach links zum Boden, während Sie das Gesicht nach rechts drehen. So streckt sich

Ihr Körper in einer diagonalen Linie von den Knien bis zum Gesicht. Atmen Sie ruhig ein und aus, während Sie die Bewegung fortsetzen.

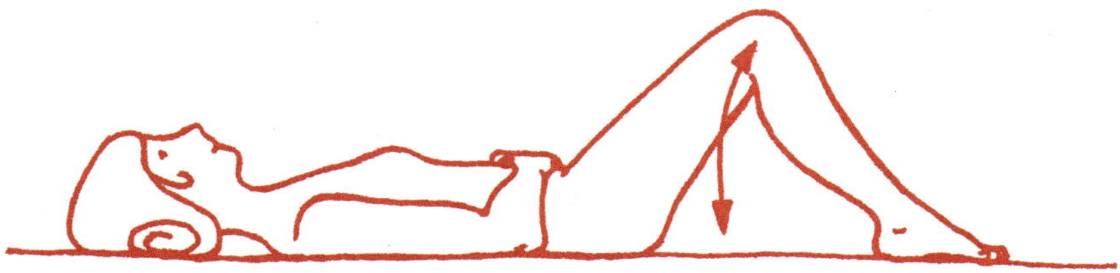

Übung 3

Legen Sie sich in der Grundhaltung auf den Rücken, und winkeln Sie die Knie an. Die Füße stehen leicht gespreizt auf dem Boden.

Ziehen Sie die Füße etwas näher an Ihren Körper heran, so dass sie ungefähr senkrecht unter Ihren Knien stehen (nicht abgebildet). Federn Sie mit dem rechten Knie zur Decke, aber heben Sie den Fuß nicht vom Boden ab. Die rechte Gesäßhälfte wird dabei ebenfalls leicht angehoben. Lassen Sie die Spannung zurückfließen, und federn Sie mit dem linken Knie zur Decke.

Beginnen Sie mit kleinen Bewegungen, die Sie, wenn ihnen die Übung keine Schwierigkeiten mehr bereitet, größer werden lassen. Dabei lassen Sie auch den Kopf mitdrehen. Das bedeutet: Wenn Sie das rechte Knie hochziehen, dreht sich das Gesicht unwillkürlich nach links, und wenn Sie das linke Knie hochziehen, dreht sich das Gesicht nach rechts.

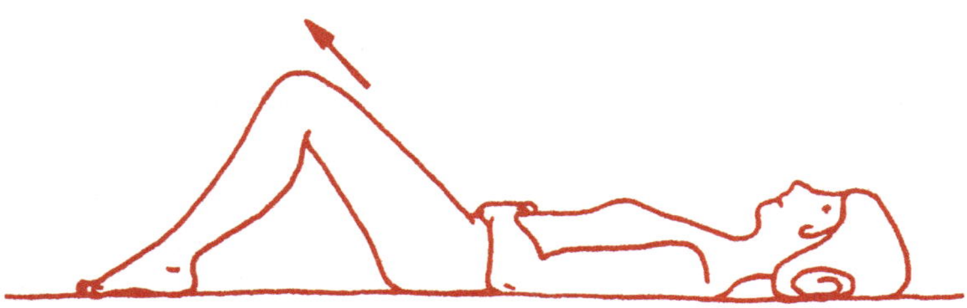

Übung 4

Legen Sie sich in der Grundhaltung mit gestreckten Beinen auf den Rücken.

Strecken Sie beide Fersen gleichzeitig vom Körper weg. Dadurch wird die Rückseite der Beine gedehnt, und die Lendenwirbel sinken in Richtung Boden. Die Muskelkette, die bei dieser Übung angespannt wird, verläuft über die gesamte Vorderseite des Körpers, von den Füßen bis zum Gesicht. Dies ist eine wunderbare Übung für den ganzen Körper.

Als Anne Seidel noch Schönheitsspezialistin war, ließ Sie am Fußende ihres Behandlungstischs ein Brett anbringen, gegen das Ihre Kundinnen die Fersen strecken mussten. Die Übung diente vor allem dazu, die Gesichtsmuskeln zu trainieren.

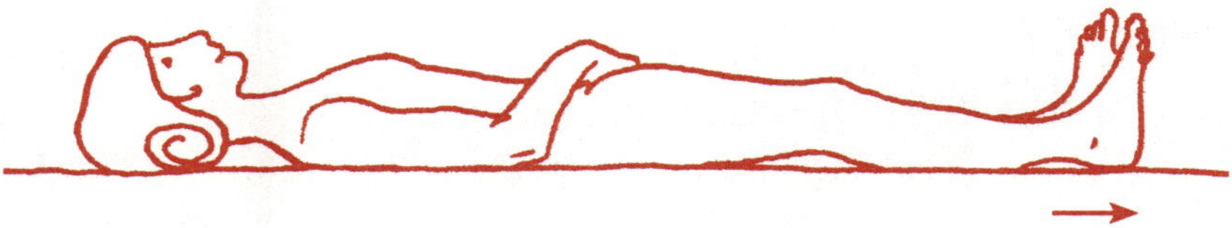

Übung 5

Sie liegen in der Grundhaltung mit gestreckten Beinen auf dem Rücken.

Strecken Sie den rechten Arm in die Höhe, drehen Sie die Handfläche nach innen, und strecken Sie die Finger in Richtung Decke. Achten Sie dabei darauf, dass Sie den Ellbogen nicht überstrecken, sondern den Arm vom Schultergelenk aus bewegen. Legen Sie nun den Arm wieder auf den Boden, heben Sie den linken hoch, und lassen Sie ihn auf die gleiche Weise ein paarmal hochfedern. Anschließend heben Sie beide Arme hoch und strecken abwechselnd den rechten und den linken. Dabei bewegen sich die Schulterblätter mit. Diese Übung verbessert die Beweglichkeit des Oberrückens.

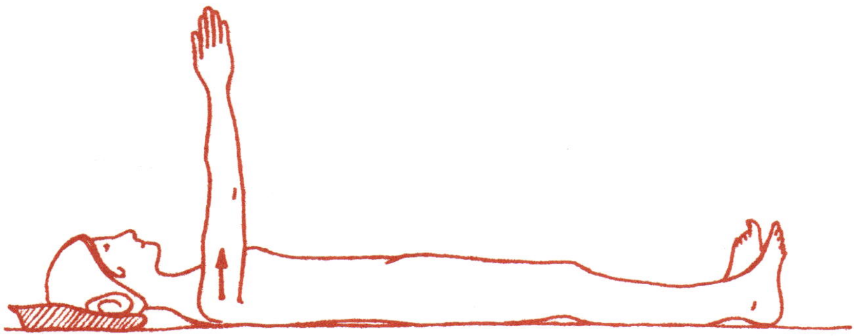

Übung 6

Legen Sie sich in der Grundhaltung auf den Rücken.

Ziehen Sie das rechte Knie an, umfassen Sie es mit beiden Händen, und federn Sie es zur Brust hin. Federn Sie es anschließend ein paarmal ohne Zuhilfenahme der Hände in Richtung Brust. Setzen Sie das Bein wieder ab, und ziehen Sie das linke Knie an. Lassen Sie dieses zuerst mit und dann ohne Hände zur Brust hin federn. Diese Übung dehnt die Rückenmuskeln. Legt man bei ihrer Ausführung die Hände um die Knie, sind die Armmuskeln aktiv, die Bauchmuskeln jedoch passiv. Ohne Zuhilfenahme der Hände sind die Bauch- und Beinmuskeln aktiv. Der Unterschied ist deutlich spürbar. Die Übung sollte in der hier beschriebenen Abfolge ausgeführt werden.

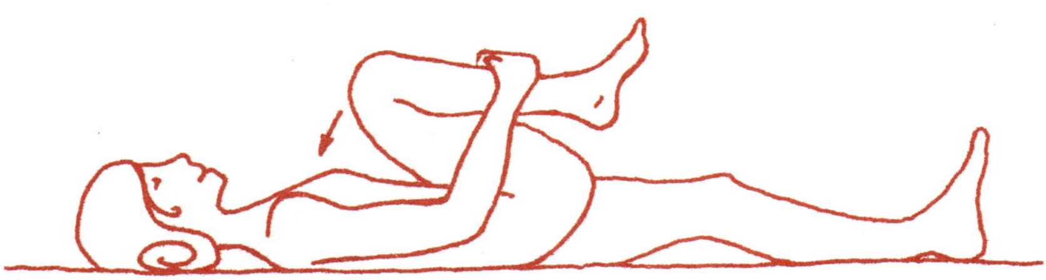

Übung 7

Legen Sie sich in der Grundhaltung auf den Rücken, und winkeln Sie die Knie an.

Ziehen Sie erst das eine, dann das andere Knie an, umfassen Sie beide mit den Händen, und federn Sie mit den Knien zur Brust hin. Das Gesäß hebt sich etwas vom Boden, so dass die Rückenmuskeln gedehnt werden. Wiederholen Sie diese Übung, ohne die Hände zu benutzen. Achten Sie darauf, dass Schultern und Kopf auf dem Boden liegen bleiben und dass im Halsbereich keine Spannung entsteht. Stellen Sie erst den einen, dann den anderen Fuß zurück auf den Boden. Vermeiden Sie gleichzeitiges Abstellen der Füße, weil dadurch der Rücken zu stark belastet wird.

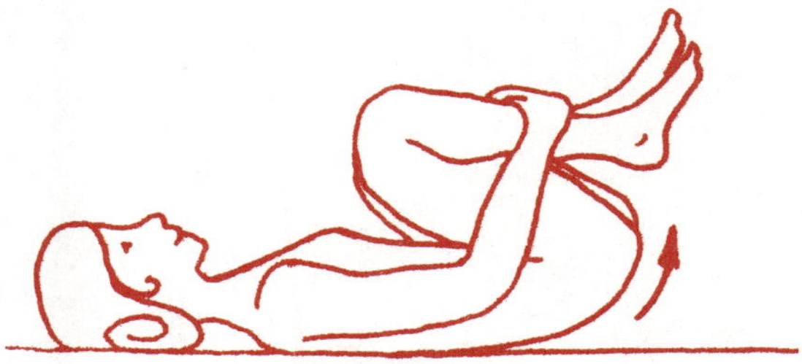

Übung 8

Legen Sie sich in der Grundhaltung auf den Rücken, und winkeln Sie die Knie an.

Heben Sie die Beine hoch, und strecken Sie die Fersen zur Decke. Lassen Sie die Spannung in den Beinen zurückfließen, und strecken Sie sie erneut zur Decke. Fahren Sie dann mit Ihren Beinen in der Luft Rad, wobei die Fußsohlen zur Decke gewandt sind. Stellen Sie zum Abschluss die Füße nacheinander auf dem Boden ab.

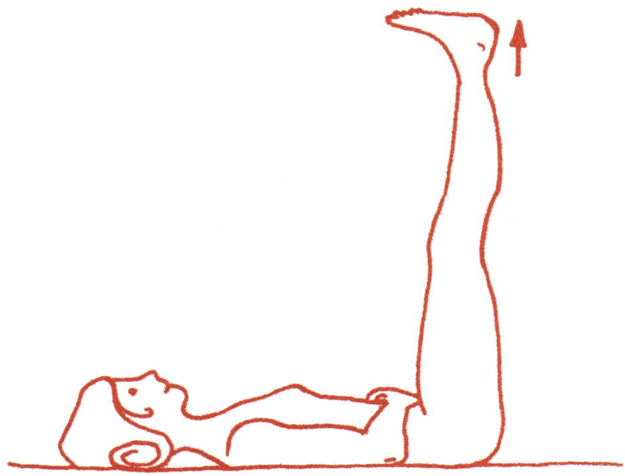

Übung 9

Legen Sie sich in der Grundhaltung auf den Rücken, und winkeln Sie die Knie an.

Ziehen Sie erst das eine, dann das andere Knie an, umfassen Sie sie mit den Händen, und beschreiben Sie mit den Knien einen horizontalen Kreis, wobei die Drehbewegung im Uhrzeigersinn verläuft, dem Dickdarm entsprechend. Auch Ihr Rücken beschreibt bei dieser Bewegung einen kleinen Kreis. Lassen Sie diesen Kreis immer kleiner werden, und richten Sie Ihre Aufmerksamkeit auf diesen kleinen Teil der Wirbelsäule.

Wiederholen Sie die Übung, ohne die Hände zu benutzen. Konzentrieren Sie sich auf den Kreis um die Wirbel, und führen Sie die Bewegung mit Ihren Rückenmuskeln aus. Achten Sie darauf, dass sich im Halsbereich keine Spannung aufbaut. Überlassen Sie die Arbeit ganz den Rückenmuskeln.

Diese Übung ist unter dem Namen »Das Ei der Anne Seidel« bekannt.

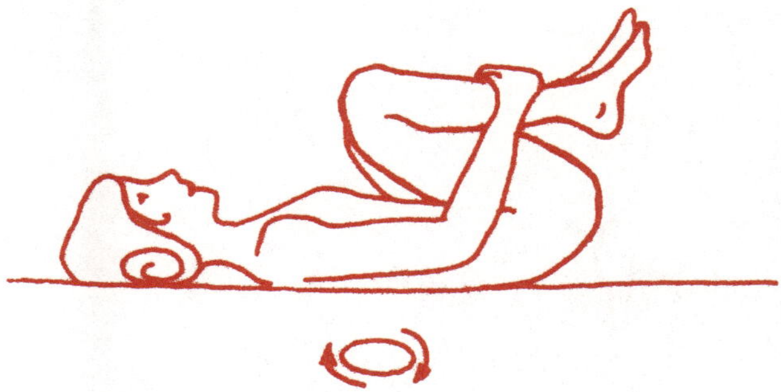

Übung 10

Schließen Sie diese Übungsreihe ab, indem Sie mit angewinkelten Knien sanft nach rechts und links schwingen.

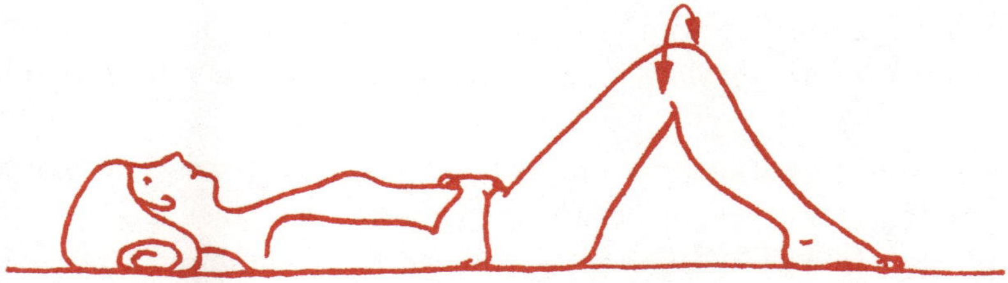

Langsitz

Bei Langsitzübungen sitzen Sie mit gestreckten Beinen auf dem Boden. Ihr Rücken ist gerade, und Ihr Körper bildet drei rechte Winkel. Überprüfen Sie, ob Sie richtig auf Ihren Sitzbeinhöckern sitzen.

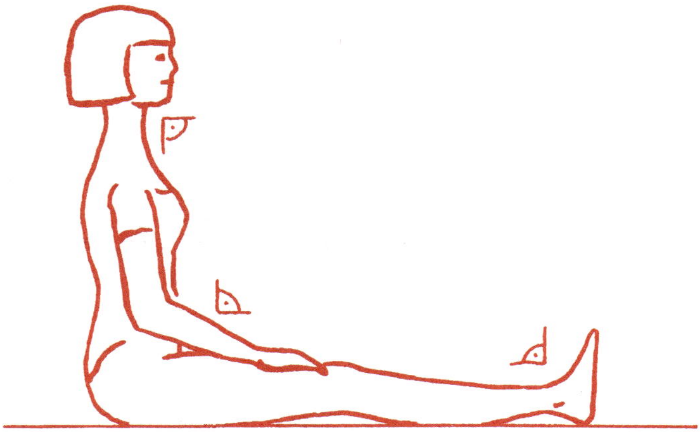

Den meisten Menschen fällt es schwer, in dieser Haltung auf dem Boden zu sitzen. Wenn das auch bei Ihnen der Fall ist, können Sie sich mit dem Rücken gegen die Wand setzen und das Gesäß so weit wie möglich nach hinten schieben. Die Wand ist dann buchstäblich Ihr Rückhalt. Allerdings trainieren Sie ohne diese Stütze Ihre Bauch- und Beinmuskeln intensiver.

Die Muskulatur an der Vorderseite Ihres Körpers wird gekräftigt, die Muskeln an der Rückseite werden gedehnt und geschmeidiger gemacht. Außerdem hilft diese Übung, Vorder- und Rückseite Ihres Körpers ins Gleichgewicht zu bringen.

Übung 1

Nehmen Sie die richtige Sitzhaltung mit gestreckten Beinen ein.

Legen Sie die Außenkanten Ihrer Hände in die Leisten, und schwingen Sie sanft mit geradem Rücken nach vorn. Bewegen Sie sich dabei vom »Scharnier« der Hüftgelenke aus. Wiederholen Sie diese Übung einige Male. Spüren Sie, dass die Bewegung jedes Mal leichter wird und dass die Rücken- und Beinmuskeln dabei leicht gedehnt werden.

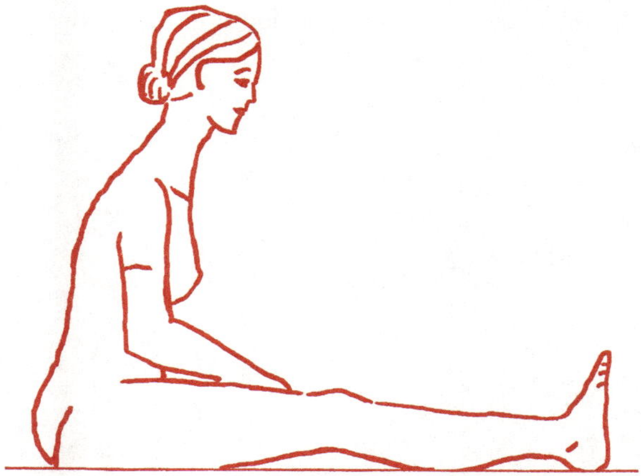

Übung 2

Setzen Sie sich richtig hin, und spreizen Sie die Beine ein wenig.

Lassen Sie die Hände ein paarmal über das rechte Bein in Richtung Fuß gleiten. Lehnen Sie sich zuerst mit geradem Rücken aus dem Hüftgelenk heraus nach vorn, und beugen Sie dann auf halbem Weg auch den Oberrücken. Das Gleiche wiederholen Sie anschließend einige Male mit dem linken Bein. Wenn Ihnen dies keine Schwierigkeiten mehr bereitet, beugen Sie sich abwechselnd nach rechts und nach links. Achten Sie darauf, dass Ihre Beine die ganze Zeit über gestreckt bleiben. Erzwingen Sie nichts, und bewegen Sie sich ruhig und fließend.

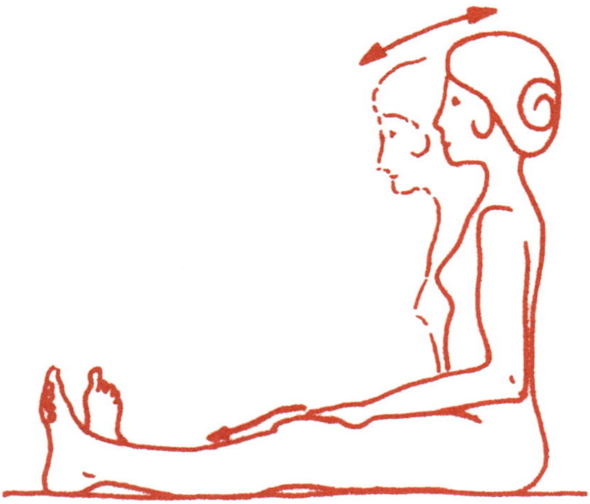

Übung 3

Nehmen Sie die richtige Sitzhaltung mit gestreckten Beinen ein.

Beugen Sie sich nach vorn, und ziehen Sie an einem imaginären Faden die Vorfüße zu den Knien hin. Halten Sie den Rücken dabei gerade, und achten Sie darauf, dass er bei der Rückwärtsbewegung nicht seitlich aus dem Lot gerät. Ihre Füße bewegen sich im Fußgelenk. Verstärken Sie die Bewegung, indem Sie den Vorfuß gleichsam über die Beine in Richtung Bauch ziehen. So sind auch die Bauchmuskeln beteiligt. Es ist wichtig, dass Sie sich in einer fließenden Bewegung an- wieder entspannen.

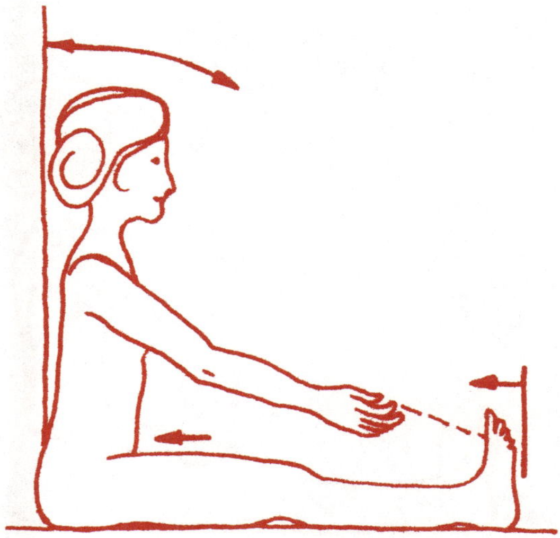

Übung 4

Nehmen Sie die richtige Sitzhaltung mit gestreckten Beinen ein.

Schieben Sie die rechte Ferse vom Körper weg, aber bewegen Sie das Bein dabei nicht vom Hüftgelenk aus. Die Achillessehne wird länger. Unterschenkel- und die Fußmuskeln bewegen das Fußgelenk. Dabei werden wie bei Übung 3 die Muskeln an der Rückseite der Beine (und die des Rückens) gedehnt, allerdings auf eine etwas andere Weise. Führen Sie diese Bewegung ein paarmal mit dem linken und anschließend mit dem rechten Bein aus.

Strecken Sie danach beide Fersen gleichzeitig, und spüren Sie, dass sich bei dieser Bewegung auch die Wirbelsäule streckt.

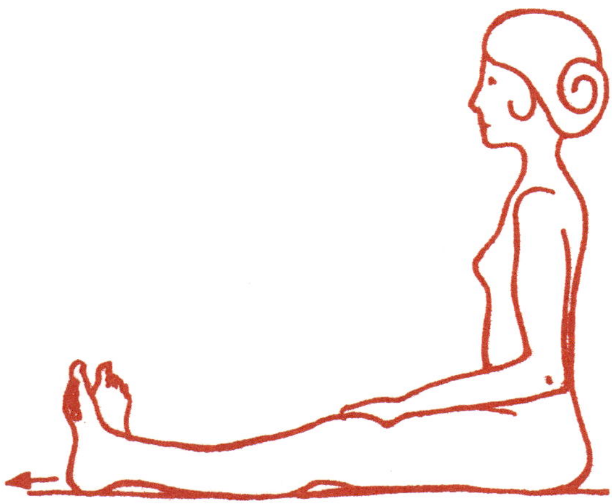

Übung 5

Nehmen Sie die richtige Sitzhaltung mit gestreckten Beinen ein.

Strecken Sie gleichzeitig die Zehen beider Füße zur Decke. Die Fersen heben sich leicht vom Boden. Heben Sie nicht die Beine, sondern nur die Füße an! Führen Sie kleine, aber schnelle Bewegungen aus. Professor Seidel nannte diese Übung »Fersenklopfen«.

Achten Sie darauf, dass Fuß- und Hüftgelenke rechte Winkel bilden. Sitzen Sie gerade, und spüren Sie, dass die Wirbelsäule gestreckt wird.

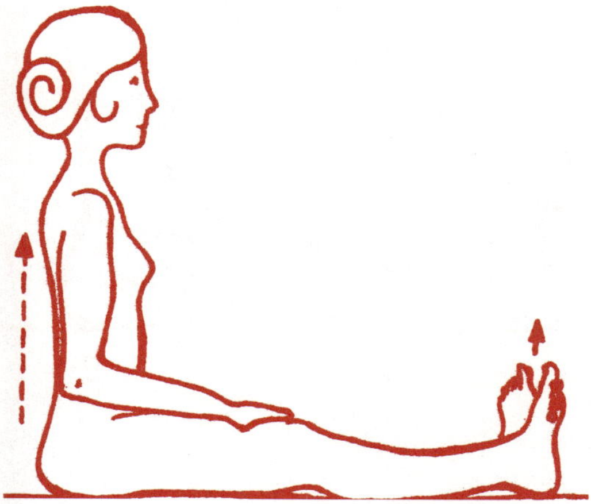

Übung 6

Setzen Sie sich richtig hin, und schieben Sie die Beine aus dem Hüftgelenk heraus rechts und links vor und zurück. Ihr Rücken bleibt gerade, und Sie bleiben auf Ihrem Platz. Bewegen Sie die Beine mit kleinen schnellen Bewegungen vor und zurück. Diese Übung verbessert die Beweglichkeit im Beckengürtel.

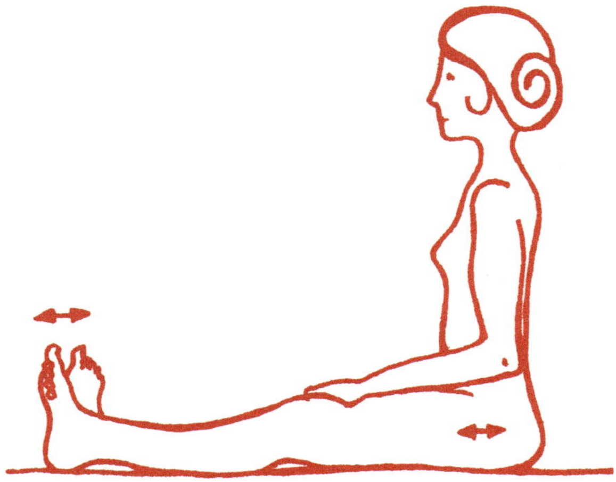

Übung 7

Setzen Sie sich richtig hin, und schieben Sie die Beine nun in größeren Bewegungen nach vorn. Sie wandern sozusagen auf Ihrem Gesäß vorwärts, und Sie wandern wieder zurück, indem Sie die Beine nach hinten schieben. Die Gesäßbacken heben sich dabei nicht vom Boden, und Sie schaukeln ebensowenig mit Ihrem Oberkörper hin und her. Bleiben Sie gerade sitzen, und schieben Sie sich über den Boden.

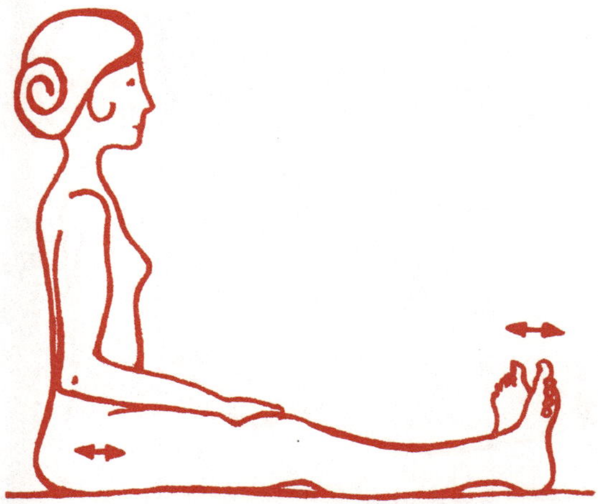

Übung 8

Setzen Sie sich richtig hin, und federn Sie mit dem Bauch im Rhythmus Ihrer Atmung nach innen. Beim Ausatmen spannen Sie die Bauchmuskeln an, und beim Einatmen entspannen Sie die Muskeln wieder. Bleiben Sie gerade sitzen, und spüren Sie, dass die Wirbelsäule sich bei jeder Anspannung streckt.

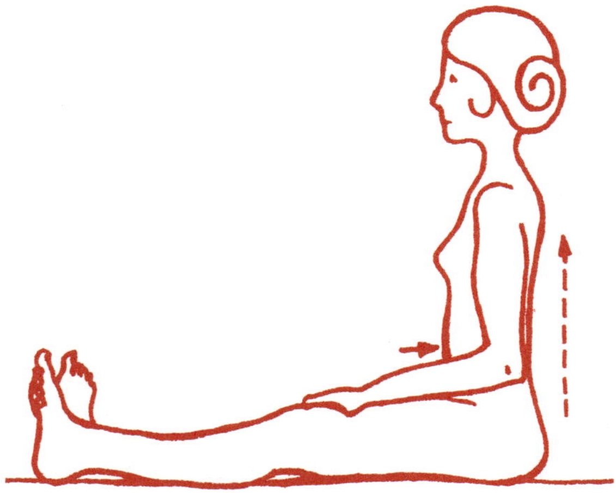

Übung 9

Setzen Sie sich richtig hin, und machen Sie sich lang, indem Sie die Wirbelsäule strecken. Ziehen Sie sich gleichsam selbst mit den Händen von Ihren Sitzbeinhöckern hoch. In einer fließenden Bewegung strecken und die Spannung zurückfließen lassen.

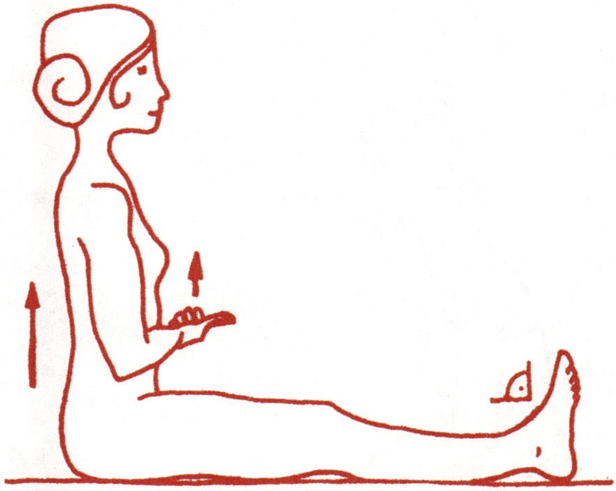

Übung 10

Nehmen Sie die richtige Sitzhaltung mit gestreckten Beinen ein. Schwingen Sie mit geradem Rücken sanft vor und zurück, und lassen Sie dabei die Hände über Ihre Beine gleiten. Die Bewegung fällt Ihnen jetzt wahrscheinlich leichter als zu Beginn der Langsitz-Übungsreihe. Durch den systematischen Aufbau der Übungen sind Ihre Bauchmuskeln inzwischen kräftiger und Ihre Rückenmuskeln länger und geschmeidiger geworden.

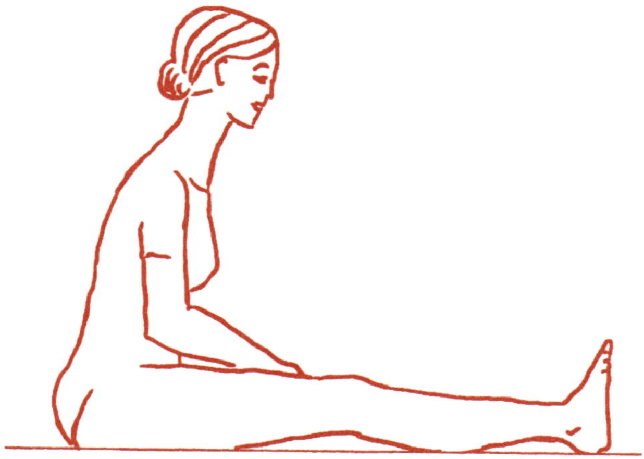

Sitzen

Richtiges Sitzen ist eine Aktivität. Falsches Sitzen belastet die Wirbelsäule und vor allem die Lendenwirbel sehr stark. Erwiesenermaßen ist die Belastung der Wirbelsäule (und damit auch die Gefahr von Rückenbeschwerden) bei einer zusammengesunkenen Sitzhaltung viel größer ist als beim aufrechten Sitzen.

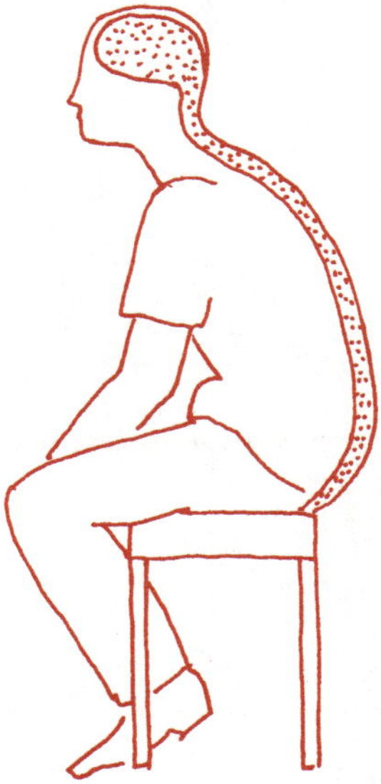

Wichtig ist allerdings auch, dass wir nicht statisch, sondern aktiv gerade sitzen. Es gibt heute Bürostühle, die ständig kleine Drehbewegungen vollführen, und es gibt vibrierende Kissen. Solche Hilfsmittel halten den Rücken permanent in Bewegung, wobei die Bewegungen so klein sind, dass man sie kaum bemerkt – ähnlich den kleinen Bewegungen, wie sie auch in den Ismakogie-Übungen ausgeführt werden. Anne Seidel betonte immer wieder, dass solche Übungen am wirksamsten seien. Außerdem wird bei dieser Art zu üben jede Überanstrengung vermieden.

Sich bewegen zu lassen ist oft angenehm, aber sich selbst zu bewegen ist natürlich viel wirksamer.

Bewusste Bewegung ist die beste Bewegung!

Achten Sie darauf, dass Sie beim Üben auf der Vorderkante des Stuhls sitzen. Weil dadurch verhindert wird, dass die Sitzfläche die Oberschenkel blockiert, wird auch die Muskelkette, die von den Füßen aufwärts zur Wirbelsäule verläuft, nicht behindert.

Sitzen Sie so, dass Ihr Körper rechte Winkel bildet.

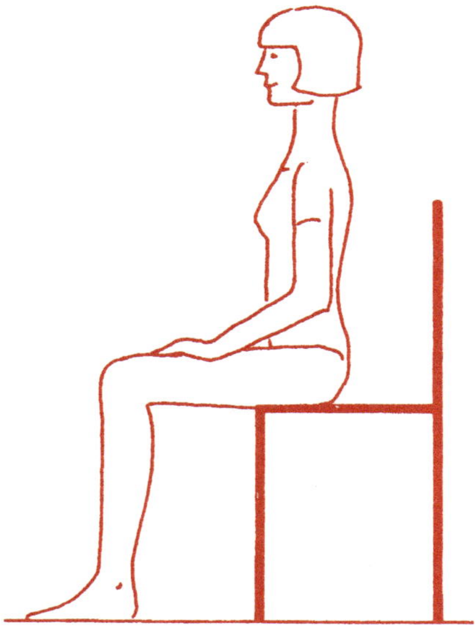

So unterstützen Ihre Füße und insbesondere Ihre Fersen die Wirbelsäule.

Drücken Sie die Fersen leicht gegen den Boden, und spüren Sie, wie sich die Wirbelsäule streckt. In »rechten Winkeln sitzen« bedeutet auch, richtig auf den Sitzbeinhöckern zu sitzen. Setzen Sie sich bewusst auf die Spitzen der Sitzbeinhöcker, und schwingen Sie mit dem Oberkörper ein wenig vor und zurück. Diese einfache Bewegung ist eine ausgezeichnete Übung für den Rücken.

Übung 1

Für die ganze Wirbelsäule
Setzen Sie sich in rechten Winkeln auf einen Stuhl, und drücken Sie mit der rechten Ferse ein paarmal gegen den Boden. Dadurch lassen Sie die ganze rechte Körperseite hochfedern.

Die Aufwärtsbewegung dauert ebenso lange wie das Zurückkehren in die Ausgangsposition. Beispielsweise zählen Sie »eins, zwei drei« beim Hochstrecken und »eins, zwei, drei« bei der Abwärtsbewegung. Bewegen Sie sich fließend, und atmen Sie bei der Aufwärtsbewegung, wenn Sie lang und schmal werden, aus. Legen Sie die Hände auf die Oberschenkel, und spüren Sie, wie sich die Beinmuskeln anspannen.

Drücken Sie anschließend ein paarmal mit der linken Ferse gegen den Boden, und lassen Sie Ihre linke Seite hochfedern. Wenn Sie dies gut beherrschen, federn Sie abwechselnd mit der linken und mit der rechten Seite hoch. Spüren Sie, wie Sie in einer schwingenden Bewegung links und rechts länger werden, während Sie die Aktivität der Muskelkette von den Fersen aufwärts bis zum Kopf spüren.

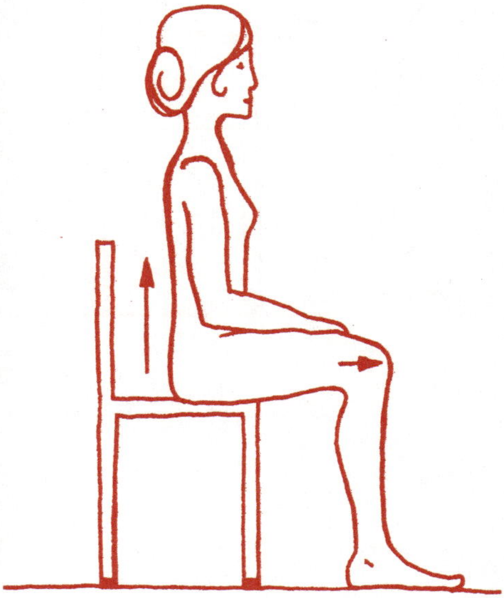

Übung 2

Für den Beckengürtel
Setzen Sie sich richtig hin, und drücken Sie mit dem rechten Knie gegen einen imaginären Widerstand (als würden sie die Schublade einer Kommode schließen). Führen Sie diese nach vorne gerichtete Druckbewegung ein paarmal rechts und ein paarmal links in einer fließenden Bewegung aus. Wenn Ihnen dies gut gelingt, drücken Sie abwechselnd links und rechts nach vorn gegen den Widerstand. Spüren Sie, wie sich die Wirbelsäule beim Vorschieben des Knies immer wieder streckt und eine Art Auf- und Abwogen entsteht.

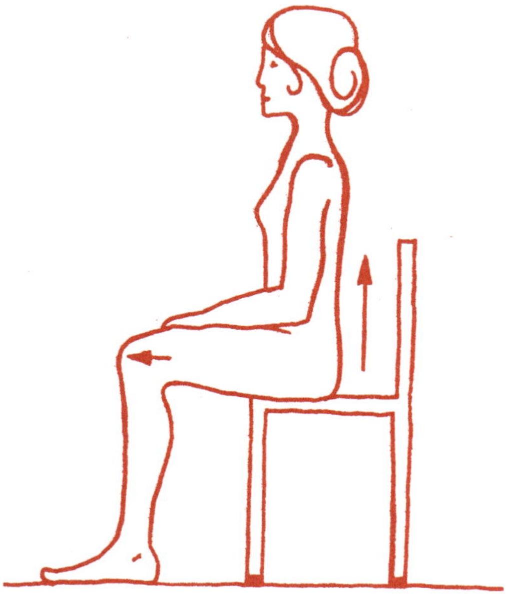

Übung 3

Für den Unterrücken

Setzen Sie sich richtig hin, und legen Sie die Handflächen locker auf den Bauch. Spannen Sie die Bauchmuskeln an, und ziehen Sie die Bauchwand nach innen. Führen Sie die Bewegung langsam aus, und atmen Sie aus, während Sie nach innen federn. Achten Sie darauf, dass Sie immer aufrecht auf ihren Sitzhöckern sitzen. Spüren Sie, dass die Lendenwirbel nach außen federn und der Rücken sich streckt. Die Unterrückenmuskulatur wird gedehnt, während die Bauchmuskeln angespannt werden.

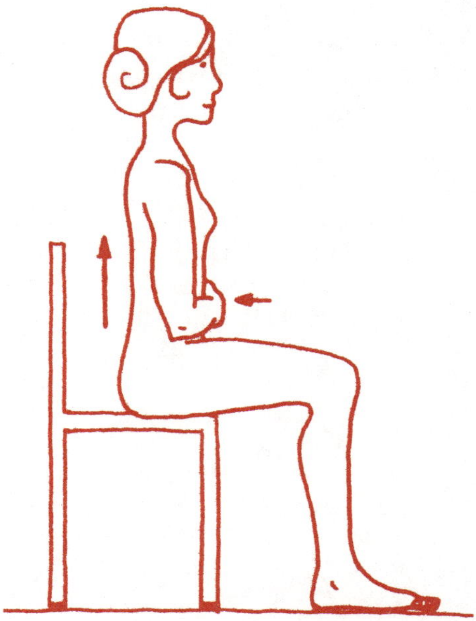

Übung 4

Für die Mitte des Rückens

Setzen Sie sich richtig hin, und umfassen Sie locker Ihre Handgelenke. Die Ellbogen befinden sich an den Seiten, die Schultern sind nicht hochgezogen. Federn Sie ein paarmal mit dem rechten Ellbogen und ein paarmal mit dem linken Ellbogen zurück. Bewegen Sie sich dabei langsam, und erzwingen Sie nichts. Die Hüften bewegen sich nicht mit. Der Oberkörper dreht sich in der Mitte. Durch diese Übung werden die schrägen Bauchmuskeln und die Rotatoren sowohl stärker wie auch geschmeidiger.

Übung 5

Für den Oberrücken

Setzen Sie sich richtig hin, und streichen Sie mit den Fingerspitzen über das Dekolleté die Schultern zurück. Diese Übung eignet sich sehr gut, um einem Rundrücken entgegenzuwirken, bei dem die Schultern nach vorn hängen. Die Vorderseite des Körpers wird dabei buchstäblich glattgestrichen. Gleichzeitig wird der Oberrücken gerader und schmaler, und die Schulterblätter bewegen sich aufeinander zu.

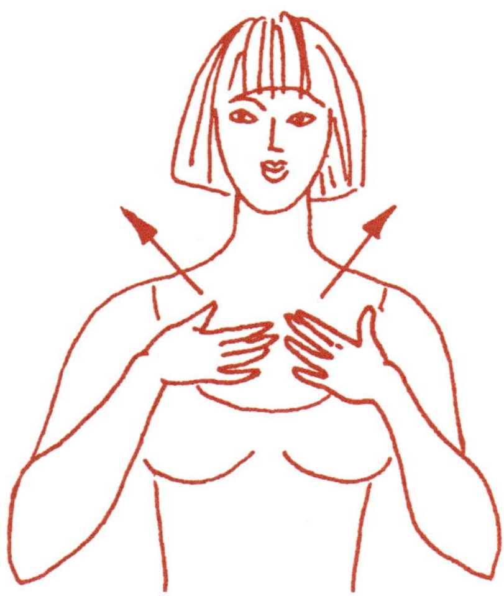

Übung 6

Für den Schultergürtel

Setzen Sie sich richtig hin, und legen Sie Ihre Mittelfinger auf die Schulterspitzen. Die Ellbogen weisen zur Seite, die Schultern bleiben gesenkt. Beschreiben Sie mit den Ellbogen einen großen Kreis nach hinten und unten. Lassen Sie diesen Kreis immer kleiner werden, und spüren Sie, wie sich die Schulterblätter mitbewegen.

Beschreiben Sie anschließend mit den Schulterspitzen einen kleinen Kreis. Ziehen Sie dabei die Schultern nicht hoch; die Bewegung verläuft nach hinten und nach unten.

Bei dieser Übung werden alle Muskeln im Schultergelenk intensiv trainiert.

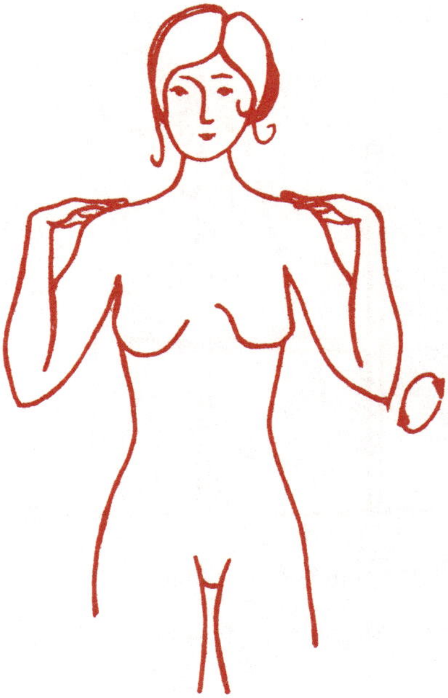

Übung 7

Übung für den Nacken
Setzen Sie sich richtig hin, und beugen Sie den Kopf, indem Sie die Nackenwirbel langsam nach unten abrollen. Der Oberkörper bleibt gerade, aber Sie lehnen sich leicht nach vorn, so dass der Kopf aufgrund der Schwerkraftwirkung noch stärker nach unten gezogen wird. Schütteln Sie Ihren Kopf sanft hin und her, als wollten Sie nein sagen. Spüren Sie die leichte Dehnung der Nackenmuskeln links und rechts der Wirbelsäule. Drücken Sie die Fußkontaktpunkte gegen den Boden, und heben Sie den Kopf langsam wieder hoch – immer noch kopfschüttelnd. Legen Sie nicht den Kopf in den Nacken, sondern lassen Sie den Nacken gestreckt, wenn Sie wieder in die aufrechte Sitzhaltung zurückkehren.

Diese Übung leistet bei Steifheit des Nackens ausgezeichnete Dienste.

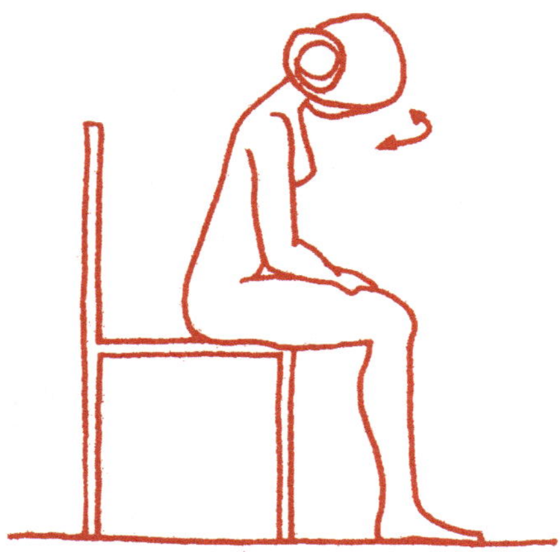

Mit dem Kopf »neinnein« schütteln

Übung 8

Übung für den ganzen Rücken
Setzen Sie sich richtig hin, und lassen Sie die rechte Hand locker auf der linken Schulter ruhen. Federn Sie mit der Schulter nach unten – aber bleiben Sie dabei aufrecht sitzen. Spüren Sie das Arbeiten der Rückenmuskeln, und ertasten Sie mit Ihren Fingern, wie die Schulter sich abwärts bewegt. Federn Sie anschließend ein paarmal mit der rechten Schulter nach unten. Wenn Ihnen die Bewegung keine Schwierigkeiten mehr bereitet, federn Sie mit beiden Schultern gleichzeitig nach unten. Die gesamte Wirbelsäule und insbesondere der Nacken werden länger, während sich die Schultern abwärts bewegen.

Gleichzeitig werden Schulter- und Nackenmuskeln leicht gedehnt.

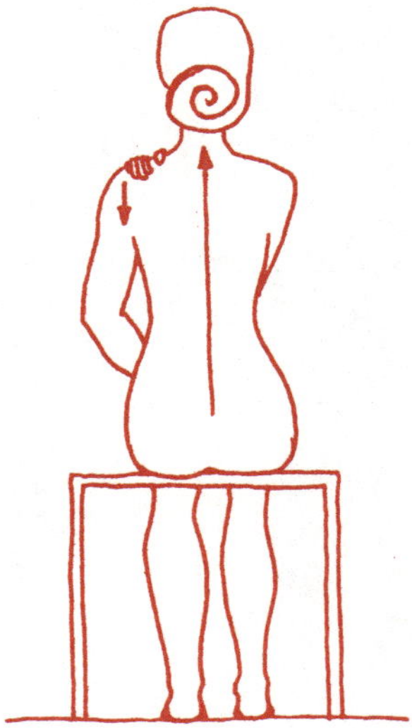

Übung 9

Übung für den ganzen Rücken
Setzen Sie sich richtig hin, und stellen Sie sich vor, dass am Scheitelpunkt Ihres Kopfes ein Faden befestigt ist. Ziehen Sie sich an diesem Faden in die Höhe. Die ganze Wirbelsäule streckt sich. Spüren Sie die Muskelkette, die vom Kopf bis zu den Füßen verläuft. Wenn Sie an dem Faden ziehen, wird der Druck der Füße gegen den Boden stärker. Vollziehen Sie die Muskelbewegung im Geiste mit – von oben nach unten und wieder zurück nach oben.

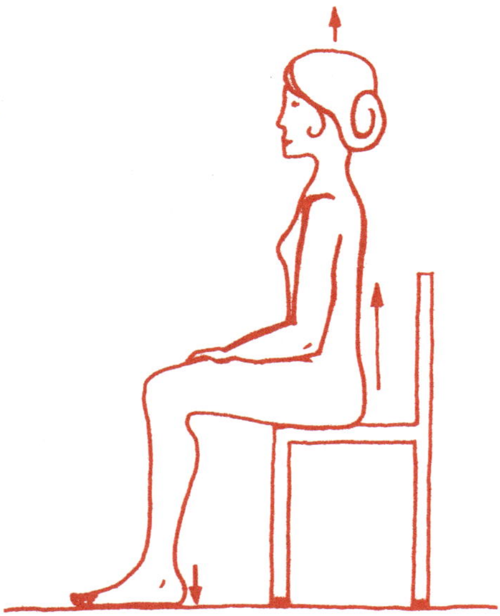

Übung 10

Übung für den ganzen Rücken
Setzen Sie sich richtig hin, und bewegen Sie beide Knie zusammen hin und her, nach links und rechts. Bewegen Sie die Arme jeweils in die Gegenrichtung, und beschreiben Sie mit den Händen in der Luft eine Acht. Achten Sie auf ruhige und fließende Bewegungen.

Bei dieser Übung wird der ganze Rücken in Bewegung versetzt: die Wirbelsäule und die Muskeln des Beckengürtels, die Mitte des Rückens und der Schultergürtel. Außerdem verbessert sie die Koordinationsfähigkeit, weil Arme und Beine sich in entgegengesetzte Richtung bewegen.

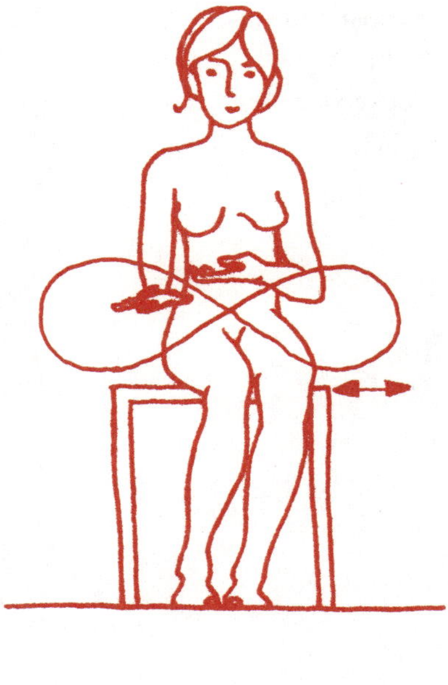

Stehen

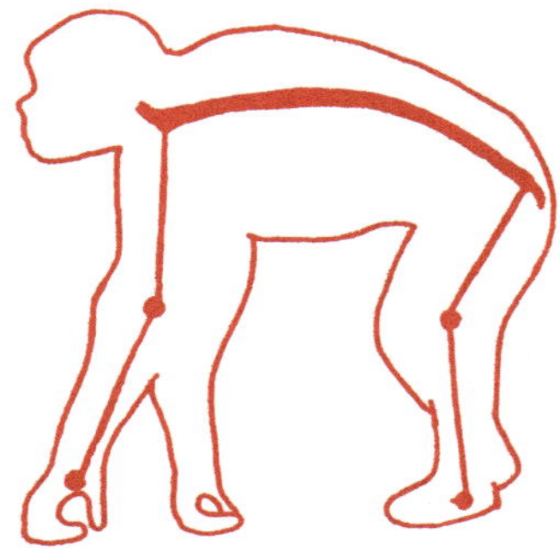

Als der Mensch sich in ferner Vergangenheit aufrichtete und auf zwei Beine stellte, hatte dies weitreichende Folgen für die Wirbelsäule. Tiere stehen auf vier Beinen (Pfeilern), was einer Bogenkonstruktion gleichkommt.

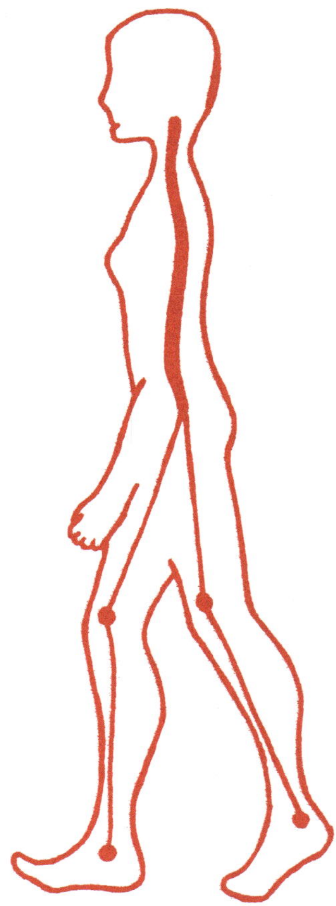

Beim Menschen sind zwei dieser vier Pfeiler emporgezogen. Dadurch verwandelte sich die Wirbelsäule von einer Bogenkonstruktion in eine Federkonstruktion. Das stabile Fundament der Feder befindet sich im Beckengürtel.

Nach oben hin ist es eine instabile schwebende Konstruktion. Die Wirbelsäule ist nicht gerade, sondern weist im Nacken eine Krümmung (die Halslordose) auf, die als Puffer für den Kopf dient, und eine Krümmung im Unterrücken (die Lendenlordose), die den Rumpf abfedert.

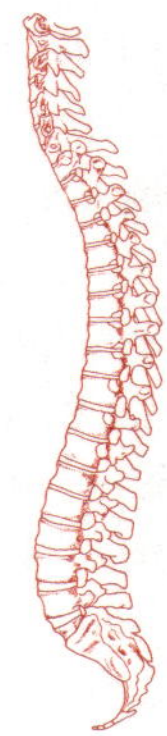

Für einen richtigen Stand sind folgende fünf Punkte wichtig:

1. Das vertikale Lot des Körpers verläuft in gerader Linie von Schulter-Hüfte-Knie zum Mittelfußgewölbe. Der Schwerpunkt des Fußes befindet sich zwischen dem Fersenkontaktpunkt und den vorderen Fußkontaktpunkten ungefähr ein Drittel der Fußlänge vom hinteren Punkt der Ferse entfernt. Viele Menschen stützen sich zu stark auf den Vorfuß, wodurch auf die Dauer ein Spreizfuß entsteht. Verlagern Sie das Gewicht zwischen den Kontaktpunkten, und schwingen Sie sanft hin und her, um die unterschiedliche Wirkung zu spüren und ihren Körper ins Lot zu bringen.

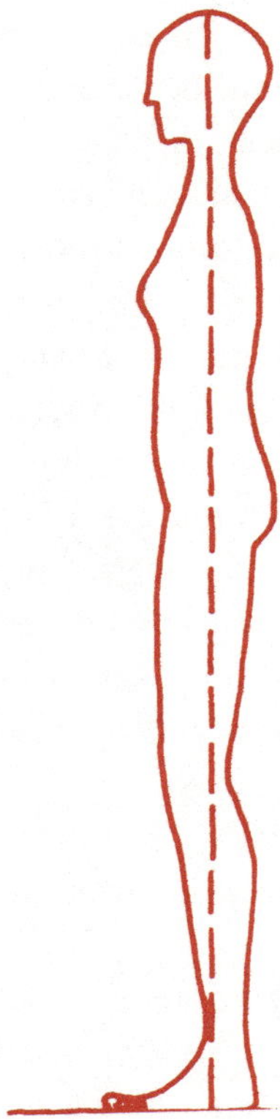

2. Die horizontale Linie im Fuß verläuft genau durch die Mitte. Verlagern Sie Ihr Gewicht nicht auf die Innenseite der Füße, denn dadurch entstehen Plattfüße und X-Beine. Auch auf den Außenseiten zu stehen ist nicht ratsam, weil dadurch auf Dauer O-Beine entstehen. Schwingen Sie sanft zwischen dem Innen- und dem Außenrand Ihrer Füße hin und her, und finden Sie die Mitte.

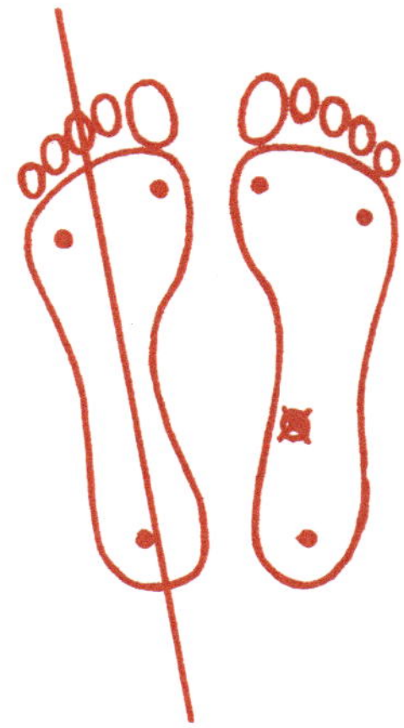

3. Verteilen Sie Ihr Körpergewicht gleichmäßig auf beide Beine. Viele Frauen haben die Gewohnheit, sich beim Stehen hauptsächlich auf ein Bein zu stützen. Dies wirkt sich negativ auf das Hüftgelenk (zu schwere einseitige Belastung) und auf die Wirbelsäule aus, die dadurch seitlich verkrümmt wird (Skoliose). Spüren Sie die unterschiedliche Wirkung auf den Rücken und auf den Beckengürtel, je nachdem, ob Ihr Gewicht auf einem oder auf zwei Beinen ruht.

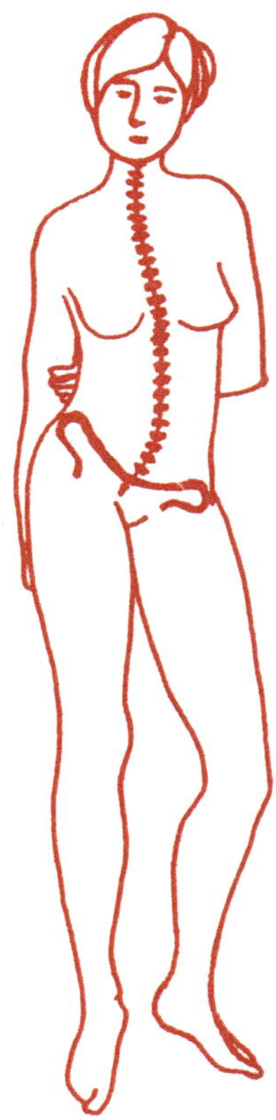

4. Die Stellung der Knie und der Hüftgelenke.

Gerade zu stehen bedeutet *nicht,* mit *durchgedrückten* Knien zu stehen. Dadurch entsteht ein

Hohlkreuz, was zu Verkrampfungen der Muskeln im Unterrücken und zu Rückenschmerzen führt. Stehen mit gebeugten Knien und Hüftgelenken hat zur Folge, dass die Muskulatur erschlafft und der Beckengürtel die Wirbelsäule mangels Stabilität nicht ausreichend stützen kann.

Suchen Sie die Mitte zwischen durchgedrückten und gebeugten Knien. Strecken Sie die Beine, und lassen Sie die Muskelspannung wieder zurückfließen, ohne zusammenzusinken.

5. Körpereigener Spreizstand
Dies bedeutet, dass die Füße ungefähr senkrecht unter dem Hüftgelenk stehen (das Hüftgelenk befindet sich in den Leisten).

Insbesondere Frauen stellen ihre Füße oft eng zusammen. Beim körpereigenen Spreizstand vergrößern Sie die Tragfläche.

Die Fersen stehen etwas enger zusammen als die Vorfüße. In dieser Position ist der Widerstand in den Knie- und Hüftgelenken am geringsten. Die Muskeln, die die Beine leicht nach außen drehen, sind stärker als die einwärts drehenden Muskeln.

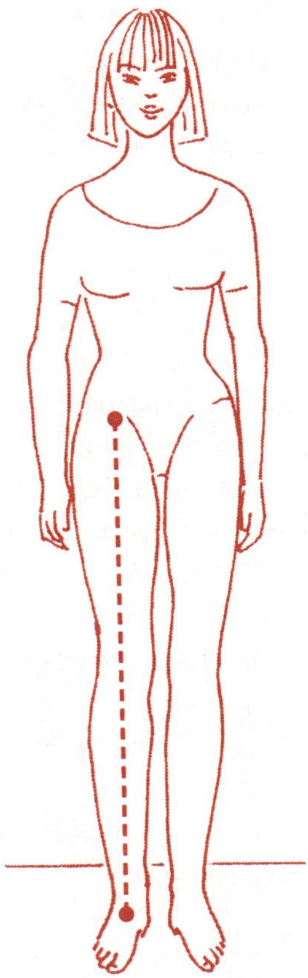

Übung 1

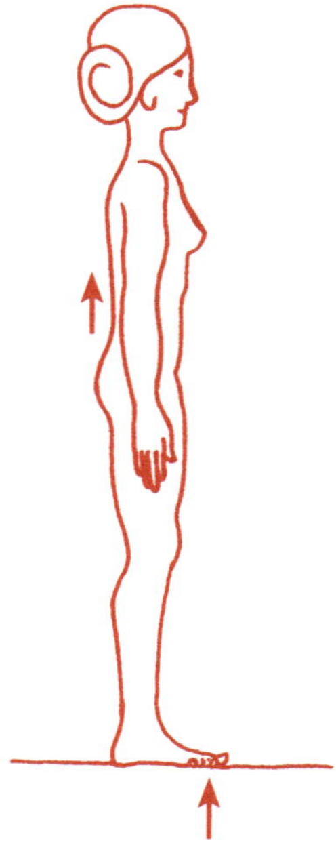

Stellen Sie sich richtig hin.

Ziehen Sie die Zehen hoch, und lassen Sie sie wieder zum Boden sinken. Spüren Sie, wie der ganze Körper dadurch in eine sanfte Schwingung versetzt wird. Beim Hochziehen der Zehen verlagert sich Ihr Schwerpunkt auf die Fersenkontaktpunkte, und Ihr Körper wird leicht gestreckt. Die Fersen unterstützen die Wirbelsäule in der Streckung. Spüren Sie auch, wie sich die beiden Fußgewölbe und die Beckenbodenmuskulatur mitbewegen.

Übung 2

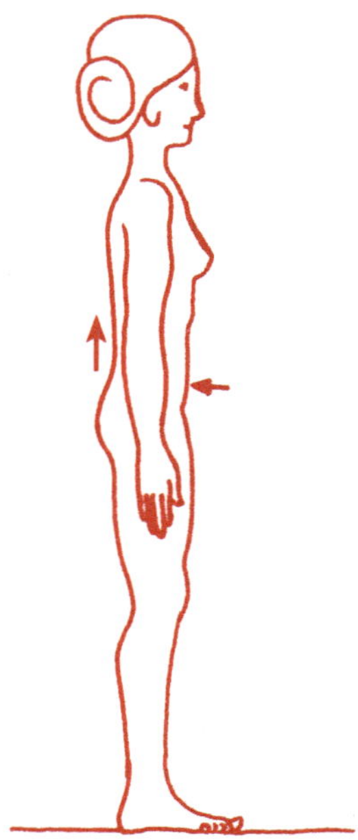

Stellen Sie sich richtig hin.

Spannen Sie die Bauchmuskeln an, und atmen Sie gleichzeitig aus. Das Zwerchfell hebt sich beim Ausatmen und lässt der Bauchhöhle mehr Raum, wodurch es leichter wird, den Bauch einzuziehen. Die Lendenwirbel federn zurück, die Wirbelsäule streckt sich. Diese Übung kräftigt die Bauchmuskeln, und die Muskeln im Unterrücken werden länger und geschmeidiger.

Übung 3

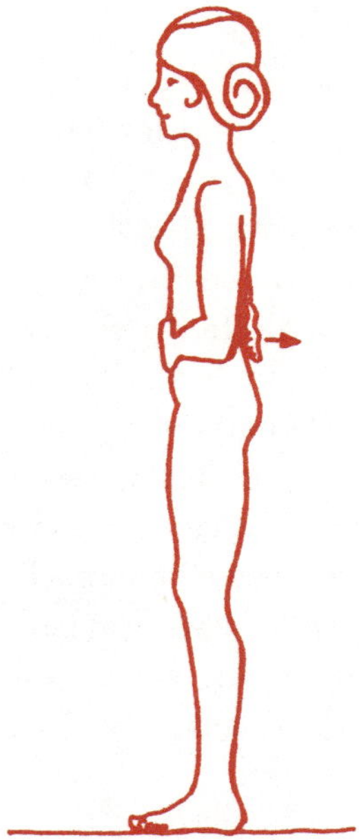

Stellen Sie sich richtig hin, und federn Sie mit den Lendenwirbeln nach hinten.

Diese Übung ist fast mit Übung 2 identisch, aber der Schwerpunkt liegt in diesem Fall nicht auf den Bauchmuskeln, obwohl natürlich auch diese mitarbeiten. Die Bewegung wird hier von den Rückenmuskeln ausgelöst. Legen Sie eine Hand auf den Bauch, die andere auf den Unterrücken und fühlen Sie, was unter Ihren Händen geschieht. Spüren Sie, dass Sie auch bei diesen beiden Übungen wieder in eine leichte Streckung kommen.

Übung 4

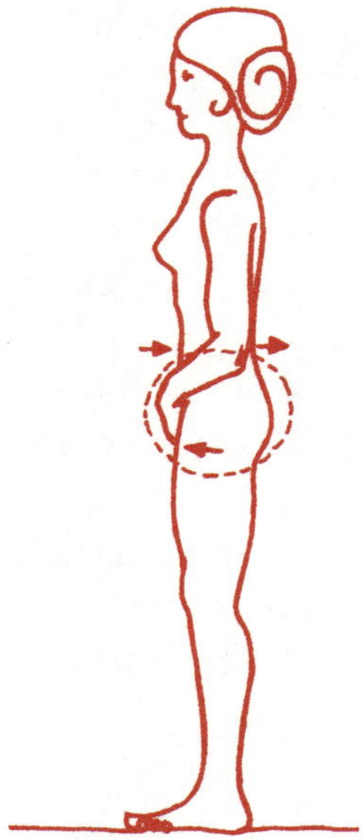

Stellen Sie sich richtig hin, und legen Sie Ihre Hände in die Leisten.

Federn Sie mit den Leisten nach vorn, indem Sie die Hüftgelenke strecken. Durch das Vorbewegen der Leisten bewegen sich Bauch und Lendenwirbel nach hinten, und Gesäß- und Beckenbodenmuskeln spannen sich an. Vollziehen Sie diese kleinen Kreisbewegungen auch im Geiste mit – Leisten – Bauch – Lendenwirbel – Gesäß – Beckenboden.

Übung 5

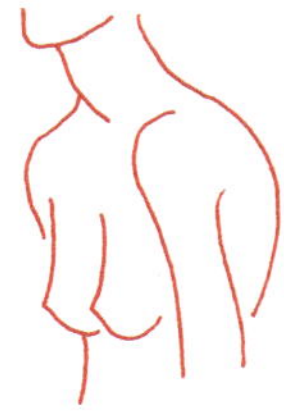

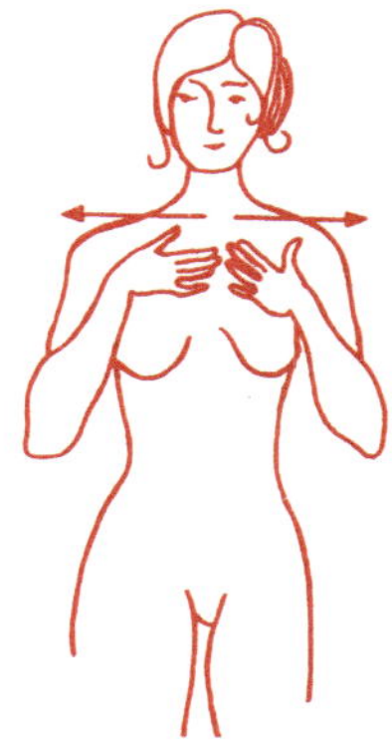

Stellen Sie sich richtig hin, und streichen Sie mit den Fingerspitzen oberhalb Ihrer Brust gleichsam die Schultern glatt. Stehen mit vorgebeugten Schultern belastet die Wirbelsäule stark. In der richtigen Position befinden sich die Schultern an der Seite und unten – das heißt, sie sind nicht hochgezogen. Für Menschen, die einen Rundrücken haben, ist dies eine einfache und gleichzeitig sehr wirksame Übung, die sie jeden Tag vor dem Spiegel ausführen können.

Übung 6

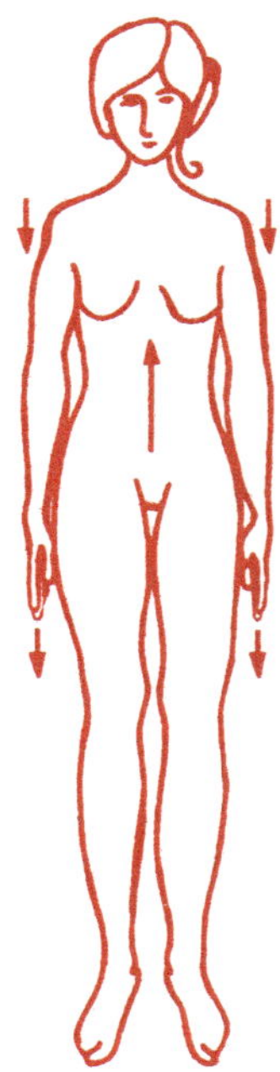

Stellen Sie sich richtig hin. Die Handflächen weisen zum Körper, die Mittelfinger liegen auf der Hosennaht. Strecken Sie die Finger – besonders die Mittelfinger – Richtung Boden. Spüren Sie, wie sich dabei die Wirbelsäule streckt.

Der Mittelfinger verstärkt die Streckung der Wirbelsäule. Die Schultern senken sich bei dieser Bewegung unwillkürlich. Noch deutlicher spüren Sie dies, wenn Sie abwechselnd ein paarmal mit der rechten und ein paarmal mit der linken Seite üben.

Übung 7

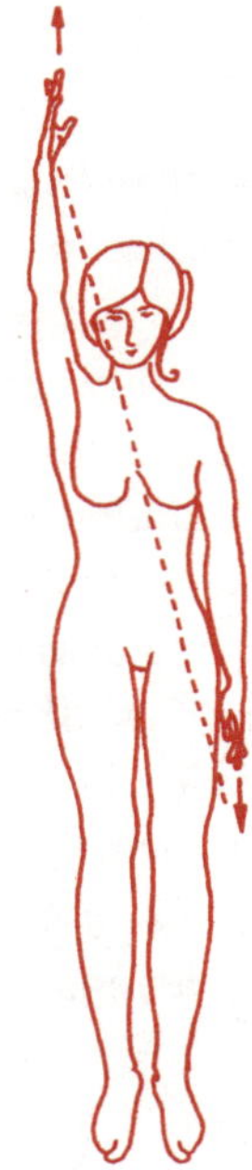

Stellen Sie sich richtig hin, und heben Sie einen Arm langsam in die Höhe. Die Handflächen weisen nach innen. Federn Sie mit dem Mittelfinger in Richtung Decke. Gleichzeitig federn Sie mit dem Mittelfinger der anderen Hand in Richtung Boden, wodurch es zu einer diagonalen Streckung kommt. Wechseln Sie bei dieser Übung ein paarmal den Arm, aber versuchen Sie nichts zu erzwingen.

Übung 8

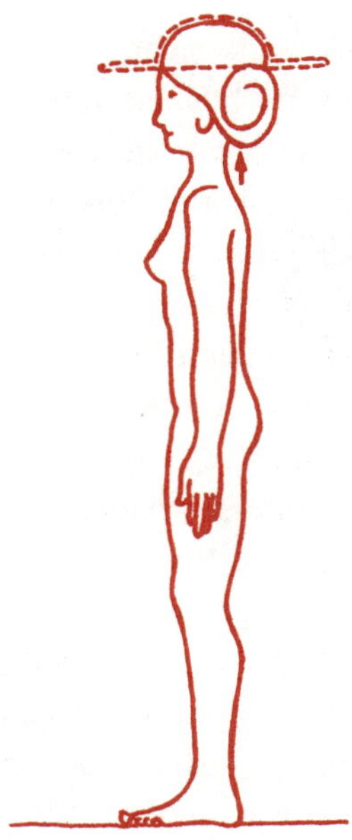

Stellen Sie sich richtig hin, und strecken Sie den Nacken. Heben Sie dabei nicht das Kinn an, sondern stellen Sie sich vor, dass Sie hinten lang werden. Setzen Sie sich im Geiste einen Hut auf, und strecken Sie bewusst den Nacken. Spüren Sie, wie sich die Stirn bei jeder Streckung ganz leicht nach vorn neigt.

Übung 9

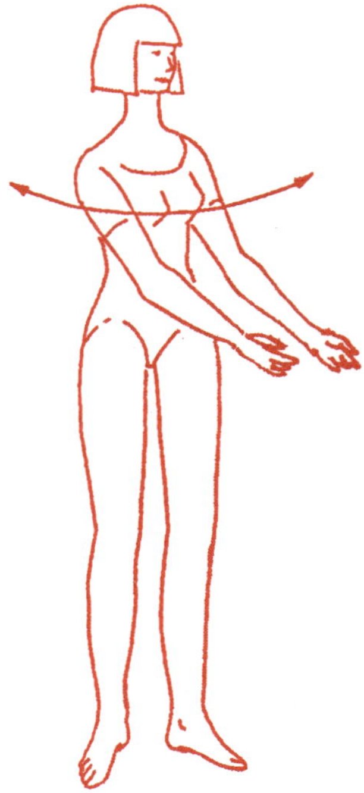

Stellen Sie sich richtig mit leicht gespreizten Beinen hin. Lassen Sie die Arme locker hängen, und drehen Sie sich um Ihre vertikale Achse. Sie können sich von den Füßen, Hüften oder Schultern aus drehen. Erzwingen Sie nichts. Das Gesicht dreht sich normalerweise mit nach hinten; wenn es Ihnen jedoch schwindelig wird, können Sie auch geradeaus schauen.

Anne Seidel nannte diese Übung den »Kinderschwung«.

Übung 10

Stellen Sie sich richtig hin, und kreisen Sie mit kleinem Radius um die Fußkontaktpunkte. Noch angenehmer wird die Übung, wenn Sie eine kleine Acht beschreiben.

Durch die Mitte nach vorn und außen herum nach hinten – dann drehen sich Schulten und Hüften mit nach hinten. Lassen Sie die Bewegung immer kleiner werden, bis sie kaum noch zu sehen ist.

Stillstehen ist für den Körper eine schwierige Haltung. Die kleine Acht lässt ihn sanft zwischen Strecken und Zurückfließenlassen hin und her schwingen.

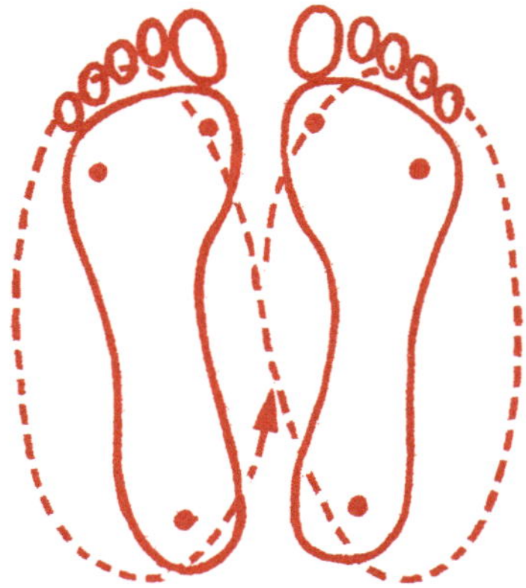

Gehen

Im Allgemeinen verlieren wir keinen Gedanken darüber, wie wir gehen. Im günstigsten Fall ist das Zusammenspiel zwischen Muskeln und Gelenken ein Bewegungsprozess, der das Gehen zu einem fließenden Ganzen werden lässt.

Bei Rückenbeschwerden bereitet uns das Stehen (und Aufstehen) oft Schmerzen; aufgrund von Muskelverkrampfungen ist der Rücken steif, und wir würden uns am liebsten gar nicht mehr aus unserer Sitz- oder Liegeposition erheben und uns so wenig wie möglich bewegen. Für unsere Muskeln und Gelenke ist es jedoch viel besser, wenn wir in Bewegung bleiben und viel gehen.

Bewusstes Gehen ist eine wunderbare Übung, die uns buchstäblich und im übertragenen Sinn in Schwung hält.

Bei den ersten fünf der nun folgenden Übungen bewegen Sie sich nicht von der Stelle.

Übung 1

Stellen Sie sich richtig hin und heben Sie abwechselnd die Oberschenkel. Bewegen Sie die Arme entgegengesetzt, d. h. rechtes Bein zusammen mit linkem Arm anheben und umgekehrt. Das mag Ihnen auf den ersten Blick kompliziert erscheinen, ist aber im Grunde nichts anderes, als auf der Stelle zu gehen. Wenn Sie im Takt mitsummen, geht es fast wie von selbst.

Diese (normale) Art zu gehen heißt Überkreuzgehen.

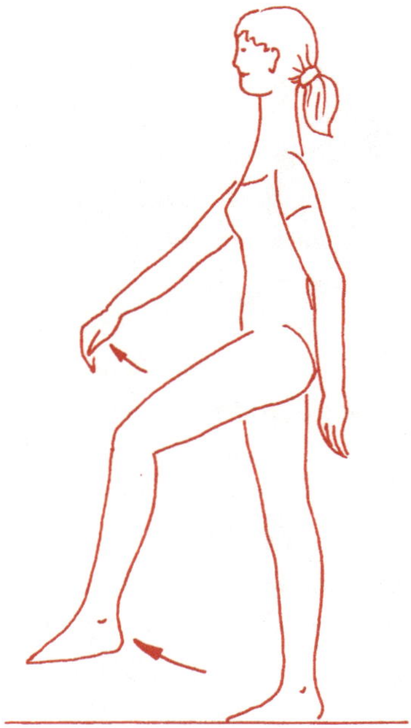

Übung 2

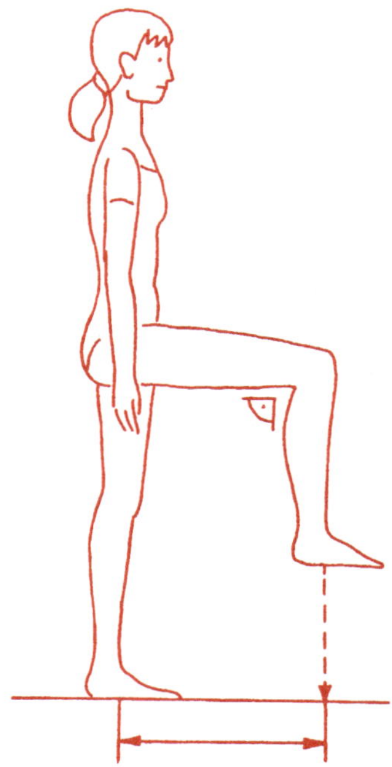

Stellen Sie sich richtig hin, und heben Sie den linken Oberschenkel hoch, bis er eine horizontale Linie bildet. Gleichzeitig führen Sie mit der linken Hand eine Ziehbewegung aus: Halten Sie den Oberarm etwas zur Seite, und stellen Sie sich vor, dass Sie den Oberschenkel mit den Oberarmmuskeln an einem unsichtbaren Faden emporziehen. Wenn Ihnen dies keine Schwierigkeiten mehr bereitet, wiederholen Sie das Gleiche ein paarmal mit dem rechten Bein. Dann heben Sie abwechselnd rechtes und linkes Bein.

Übung 3

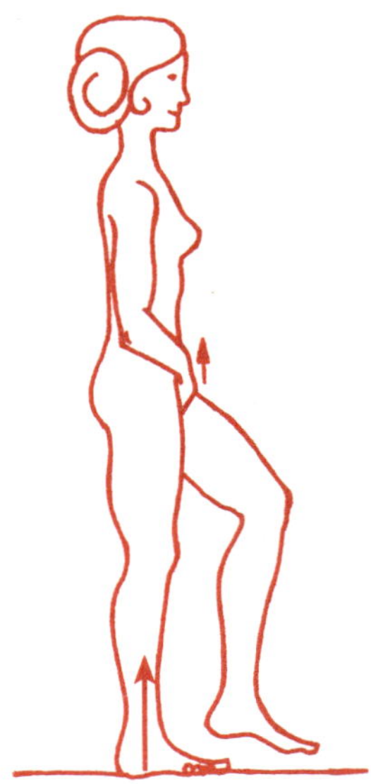

Stellen Sie sich richtig hin, und heben Sie das linke Bein leicht an.

Konzentrieren Sie sich nun auf das rechte Bein, das Standbein. Strecken Sie bewusst das Hüftgelenk des Standbeins, während Sie das andere Bein anheben. Sie können die Bewegung unterstützen, indem Sie mit beiden Händen der Leiste entlang nach oben streichen. Führen Sie die Übung ein paarmal rechts und ein paarmal links aus, danach abwechselnd rechts und links. Achten Sie darauf, dass das Ganze von der Streckbewegung ausgeht.

Übung 4

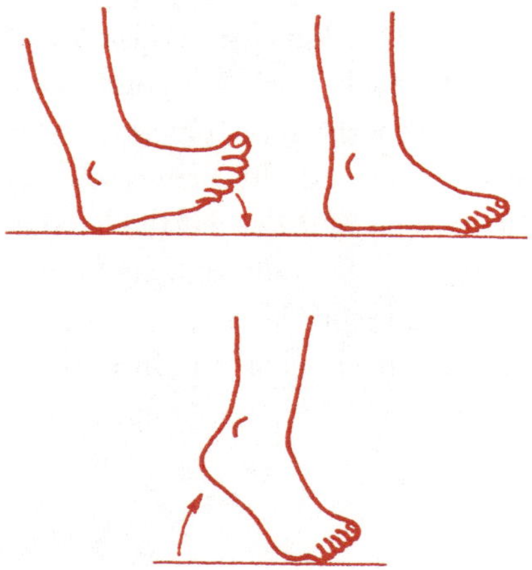

Stellen Sie sich richtig hin, und heben Sie ein Bein leicht an. Setzen Sie den Fuß wieder auf den Boden; zuerst die Ferse, dann rollen Sie über den Außenrand nach vorn, zu den vorderen Kontaktpunkten, und schließlich zu den Zehen. So rollt der Fuß von hinten nach vorn ab.

Üben Sie dies ein paarmal mit dem linken und ein paarmal mit dem rechten Fuß, und bewegen Sie sich dabei im Fußgelenk sehr weich.

Übung 5

Diese Übung ist mit Übung 4 fast identisch, nur wird die Bewegung in diesem Fall dadurch ausgelöst, dass Sie sich mit dem großen Zeh vom Boden abdrücken. Rollen Sie die Füße ab, und drücken Sie den großen Zeh mit etwas Kraft gegen den Boden. Das ganze Bein hebt sich fast wie von selbst. Wiederholen Sie die Übung ein paarmal links und ein paarmal rechts.

Übung 6

Gehen Sie langsam vorwärts, und setzen Sie Ihre Füße so auf, wie Blätter an den Zweigen eines Baumes wachsen: leicht schräg nach außen. Die Füße sind also nicht gerade nach vorn gerichtet oder, was noch schlimmer wäre, leicht nach innen gedreht. Beides schadet den Knien und den Hüftgelenken. Probieren Sie alle Fußstellungen aus, und spüren Sie, wie unterschiedlich sie sich auf Ihre Beine auswirken.

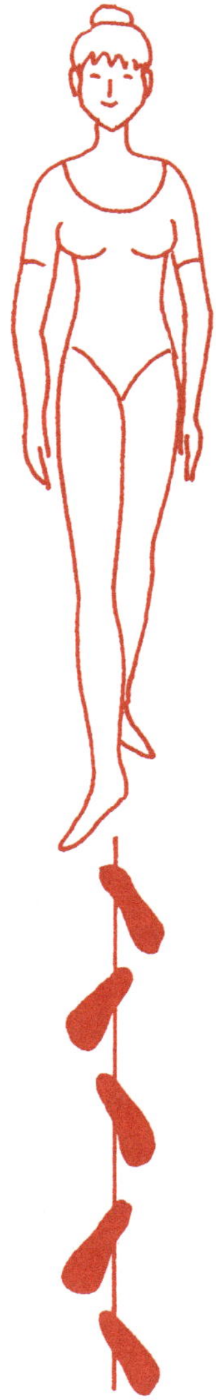

Übung 7

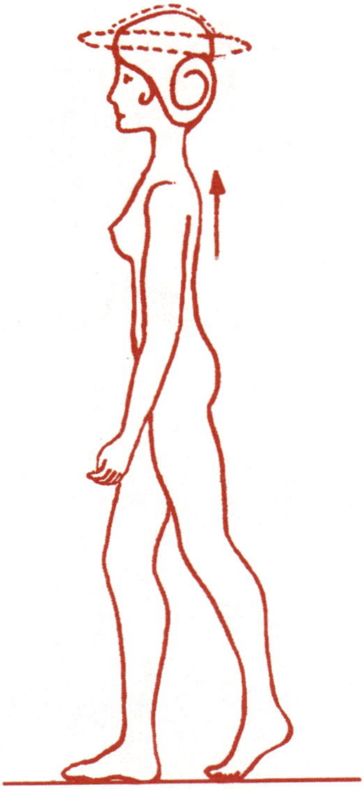

Gehen Sie langsam mit geradem Rücken und gestrecktem Nacken vorwärts. Setzen Sie sich im Geiste einen Hut auf – so versetzen Sie sich unwillkürlich in die richtige Haltung. Wenn Sie gewöhnlich beim Gehen Schultern und Kopf vorbeugen, ist diese Art zu gehen für Sie völlig neu. Die Bewegung setzt hier bei der Streckung des Nackens an.

Übung 8

Jetzt alles gleichzeitig!

1. Überkreuzgehen
2. Oberschenkel bewusst heben
3. bewusst das Standbein strecken
4. Fuß abrollen
5. mit dem großen Zeh abdrücken
6. Füße wie Blätter an einem Zweig aufsetzen
7. aufrecht mit gestrecktem Nacken gehen.

Sich bewusst zu machen, wie man geht, kann anfangs unangenehm sein. Deshalb empfiehlt es sich, immer nur einen Teil der gesamten Bewegung zu üben. Allmählich wird es Ihnen in Fleisch und Blut übergehen, wie Sie ohne unnötigen Kraftaufwand geschmeidig, weich und fließend gehen können. So haben Sie Freude an der Bewegung, und Sie spüren, dass Sie nicht nur mit Ihren Beinen, sondern mit Ihrem ganzen Körper gehen.

Teil 3

Nützliche Informationen

7 Die Wirkprinzipien der Ismakogie auf einen Blick

Eine gute Haltung und bewusste Bewegung sind die Grundlage der Ismakogie. Die einfachen Übungen lassen sich leicht in Ihren Alltag einbeziehen. Außerdem ist es wichtig, dass Sie die Übungen auch im Geiste mitvollziehen und dass Sie wissen, warum Sie etwas tun und was Sie damit erreichen wollen. Durch die *Intention* wird aus einer gewöhnlichen Übung eine Ismakogie-Übung. Die Übungen stärken die Schwachpunkte Ihres Körpers, und Sie werden aktiver und beweglicher, ohne sich dabei zu überlasten.

In Kapitel 5 wurde erklärt, weshalb es wichtig ist, zu Beginn jeweils die richtige Grundhaltung einzunehmen. Schon allein dies ist eine Übung, beispielsweise das bewusste aufrechte Sitzen, ohne sich anzulehnen, das bewusste Strecken der Wirbelsäule und das Spüren dessen, was im Körper geschieht. Achten Sie darauf, dass Sie nicht zu starr gerade sitzen.

Es ist besser, immer nur kleine Bewegungen zu machen, bei denen Sie nicht über Ihre Grenzen gehen. Auf diese Weise lernen Sie, sich auf eine neue Art zu bewegen. Durch die Kräftigung des Muskelkorsetts und die verbesserte Beweglichkeit der Wirbelsäule wird es Ihnen leichter fallen, eine Balance zwischen Bauch- und Rückenmuskulatur zu erreichen.

Dieses Buch möchte Sie mit der Ismakogie vertraut machen und Ihnen einen Anstoß geben, mit dem Üben zu beginnen. Natürlich wäre es sehr nützlich, wenn Sie zusätzlich Ismakogie-Kurse besuchen könnten. Durch sachkundige Begleitung bei den Übungen und nötigenfalls Korrekturen wird die Arbeit noch effektiver. Aufgrund des methodischen Aufbaus der Unterrichtsstunden erlernen Sie ein neues Bewegungsmuster, durch das Ihnen beispielsweise aufrechtes Sitzen zur Gewohnheit wird. Nach einer Weile werden Sie auch in der Lage sein, sich selbst zu korrigieren, sobald Sie merken, dass Sie wieder in sich zusammensinken.

Ismakogie: sich bewusst bewegen und Freude daran haben!

8 Die Entwicklung der Ismakogie

Erklärung des Begriffs

Die Ismakogie wurde von der Wiener Professorin Anne Seidel entwickelt. Das Wort besteht aus den Anfangsbuchstaben einer begrifflichen Zusammenfassung der Essenz dieser Bewegungslehre:

»Die physiologisch **i**deale **S**chwingungsrhythmik der beeinflussbaren **M**uskeln im **A**lltagsleben nach erkennbaren **k**örpereigenen **O**rdnungsgesetzen.«

Die Silbe »gie« ist eine Abkürzung für *logie* = Lehre. Zusammen mit den Anfangsbuchstaben ergibt sich so das Wort *Ismakogie*.

Mit der »idealen Schwingungsrhythmik« ist die sanft schwingende Bewegung gemeint, die bei einem harmonischen Wechsel zwischen Strecken und Beugen im Körper entsteht. Dies ist die ideale Unterstützung für das fein abgestimmte Gleichgewicht im Körper.

Die »beeinflussbaren Muskeln« sind die Skelettmuskeln, die Sie willentlich beeinflussen und steuern können. Durch regelmäßiges Üben können Sie verhindern, dass diese Muskeln, ebenso wie die Gesichtsmuskeln, erschlaffen.

»Im Alltagsleben« beinhaltet, dass Sie bei allem, was Sie tun, das richtige Bewegungsmuster anwenden. Nachdem Sie sich dieses Muster bewusst angeeignet haben, wird es für Sie – unterstützt durch Ihr Muskelgedächtnis – zu einer neuen Gewohnheit.

Der letzte Teil des Satzes verweist darauf, dass jeder Mensch über individuelle Möglichkeiten verfügt, über eigene Stärken und Schwächen, und dass jeder Mensch seine eigenen Grenzen hat. Diese zu berücksichtigen kommt dem Körper sehr zugute.

Das Ismakogie-Logo

Die Essenz der Ismakogie gelangt auch in ihrem Logo zum Ausdruck. Die drei Formen symbolisieren die drei unterschiedlichen Muskelspannungsarten und Körperhaltungen.

Unsere Muskeln befinden sich immer in einem gewissen Spannungszustand, sogar während wir schlafen. Diese muskuläre Grundspannung wird Muskeltonus genannt.

In der vertikalen Ellipse ist der Körper lang und gestreckt; dies nennen wir die Längs- oder Streckspannung.

In der horizontalen Ellipse ist der Körper breit und gebeugt; dies nennen wir die Quer- oder Beugespannung.

Im Kreis stehen Breite und Länge des Körpers in einem ausgewogenen Verhältnis; dies nennen wir die Ruhespannung.

Die Ellipsen und der Kreis haben den gleichen Flächeninhalt. Es ist jedoch sehr wichtig, in welcher Haltung sich der Körper befindet: ob er überstreckt oder zusammengesunken ist oder sich – der goldene Mittelweg – im durch den Kreis symbolisierten Ruhezustand befindet.

Ein sanftes Hin- und Herschwingen zwischen der Längsspannung und der Querspannung bezeichnet die Ismakogie als die »ideale Schwingung«.

Die Biographie von Professor Anne Seidel

Anne Seidel, die Begründerin der Ismakogie, wurde am 14. Oktober 1900 in Wien geboren.

Nach Abschluss ihrer Ausbildung zur Diplomkosmetikerin im Jahr 1949 begann ihre berufliche Laufbahn. 1950 erhielt sie das Diplom für Visagisten. Anne Seidel beschäftigte sich daraufhin intensiv mit Parfümerie- und Kosmetikartikeln und erhielt 1953 eine Lizenz zur Herstellung von Kosmetika, eine Tätigkeit, die sie bis ins hohe Alter fortsetzte. Sie studierte an den Universitäten in Wien und Innsbruck Anatomie und Physiologie und tat sich unter ihren Mitstudenten durch kritische Fragen und großen Wissensdurst hervor. Sie erforschte die Funktionsweise sämtlicher Muskeln, auch der allerkleinsten, und deren Zusammenspiel. Allmählich wurde ihr klar, welch erstaunlicher Zusammenhang zwischen den mimischen Muskeln des Gesichts und den Skelettmuskeln im übrigen Körper besteht.

1958 erhielt Anne Seidel in Venedig den Internationalen *Prix de Mérite* der Cidesco für die von ihr entwickelte »grimassenfreie Gesichtsgymnastik«. Noch im gleichen Jahr leitete sie in Oosterbeek ihren ersten Kurs. Von da an besuchte sie regelmäßig die Niederlande, um Ismakogie zu lehren.

1963 gründete sie in Wien die »Schule für Schönheitspflege, Massage und innerkörperliche Muskelaktivität in der Kosmetik«; im Jahr darauf erhielt diese neue Lehre ihren endgültigen Namen *Ismakogie*.

In den folgenden beiden Jahrzehnten entwickelte Anne Seidel ihre Methode weiter, einerseits, indem sie ihr Studium an der Universität fortsetzte, und andererseits, indem sie durch Beobachtung im Rahmen der praktischen Arbeit ihr Wissen erweiterte. Sie entwickelte unendlich viele Übungsvarianten, um bestimmte Leiden durch Bewegung zu lindern.

Anne Seidels größte Entdeckung ist, dass zwischen der Muskelspannung des Gesichts und dem Stand und Gebrauch der Füße eine Beziehung besteht.

Der österreichische Bundespräsident verlieh Anne Seidel 1976 für ihre Verdienste den Professorentitel und 1984 das »Österreichische Ehrenkreuz für Wissenschaft und Kunst«. Bis ins hohe Alter von 87 Jahren setzte sie ihre Unterrichtstätigkeit im In- und Ausland fort.

Am 22. Januar 1997 verstarb Anne Seidel in Wien.

9 Erfahrungen von Kursteilnehmern

Josefa

»Wenn ich daran denke, wie ich war, als ich mit der Ismakogie anfing ... Unglaublich steif! Das musste erst alles wieder in Bewegung kommen. Es hat zwar eine Weile gedauert, aber ich habe nicht aufgegeben.

Ich fühle mich jetzt so beweglich. Und meine Figur hat sich auch sehr positiv verändert – und das in meinem Alter!

Als ich vor kurzem an einer Busreise teilnahm, war ich die Einzige, die keine geschwollenen Fußgelenke hatte, um nur ein Beispiel zu nennen. Ich weiß, was ich in solchen Situationen tun muss.«

Cissy

»Ich bin wohl die älteste Kursteilnehmerin. Trotz meiner 81 Jahre bin ich noch relativ beweglich. Ich habe immer viel Yoga gemacht. Dies ist die dritte Saison, in der ich Ismakogie übe. Vor kurzem habe ich entdeckt, dass ich in dieser Zeit zwei Zentimeter größer geworden bin. Meistens wird man ja kleiner, wenn man älter wird!«

Monique

»Ich merke jetzt, wie angespannt ich meinen Körper die ganze Zeit über halte. Am meisten erstaunt mich, dass ich das vorher nie bemerkt habe. Ich nehme mir jetzt ab und zu die Zeit, sanft hin und her zu schwingen. Allerdings muss ich mich dazu zwingen. Ich notiere mir sogar in meinen Terminkalender zwischen den Terminen für die Klienten: ›Schwingen!‹ Vorher musste ich mich mehrmals im Jahr physiotherapeutisch behandeln lassen, aber dieses Jahr habe ich noch keine einzige Behandlung gebraucht.«

Janny

»Ich hatte noch gar nicht lange am Ismakogie-Unterricht teilgenommen, als ich entdeckte, dass ich bei allem, was ich tat, meinen Rücken einsetzte. Ich habe die gesamte Kraft aus dem Rücken genommen. Jetzt habe ich angefangen, auch meine Oberarme und meine Oberschenkel einzusetzen. Das tue ich ganz bewusst, zwar nicht immer, aber immer häufiger. Es fühlt sich sehr viel besser an.«

Ans

»Meine Schultern sind blockiert. Damit plage ich mich schon seit Jahren ab. In der Ismakogie wird daran nicht direkt gearbeitet. Darüber habe ich mich zwar zuerst gewundert, aber die Begründung, die mir dafür gegeben wurde, leuchtete mir ein. Alle Teilnehmerinnen bekamen einen anderen Rat. Mir wurde empfohlen, im Liegen Übungen für die Lendenwirbel zu machen. Auch dieser Bereich ist bei mir steif, aber die Übungen fühlen sich angenehm an, und manchmal habe ich den Eindruck, dass ich dort beweglicher werde. Ich werde mit der Arbeit weitermachen, weil sie mir gut tut.«

Corry

»2002 habe ich Elly Hoekstra anlässlich eines Besuchs bei einer Kollegin in einem Pflegeheim kennengelernt. Ich dachte sofort: ›Was für eine reizende Frau. Sie wirkt flott, strahlt Tatkraft aus und hat eine gute Haltung.‹ Schon bald kamen wir auf den Ismakogie-Unterricht zu sprechen, an dem meine Kollegin teilnahm, und auf die anderen Kurse, die Elly gibt. Ihre Erklärungen erschienen mir sehr logisch und einleuchtend. Sie beschrieb die Ismakogie als sanft, freundlich und – weil wenig belastend – für jeden Menschen geeignet. Vor allem Letzteres gefiel mir sehr, weil ich aufgrund von Halswirbelsäulenbeschwerden, Arthrose und Rheuma zunehmend unter Schmerzen litt. Alle Therapien, die ich bisher ausprobiert hatte, hatten sich als mehr oder weniger erfolglos erwiesen. Immer hatte es geheißen: ›Sie müssen kräftig trainieren.‹ Und bei denjenigen, die dies aufgrund ihrer Schmerzen nicht wollten oder konnten, hieß es, sie hätten ein Problem ›zwischen den Ohren‹.

Der Einführungskursus Ismakogie war eine Offenbarung. Im Laufe der Zeit erkennt man immer deutlicher, wie die Muskeln zusammenwirken, und man spürt, wie sich die Haltung allmählich verändert. Deshalb entschloss ich mich, bei der Nederlandse Anne Seidel Ismakogievereniging (›Niederländische Anne-Seidel-Ismakogie-Vereinigung‹) die Grund- und die Dozentenausbildung zu absolvieren.

Nach drei Jahren Erfahrung mit der Ismakogie finde ich es phantastisch, was man mit der richtigen Haltung und dem Wechsel zwischen einer Verringerung und einer Verstärkung der Muskelspannung erreichen kann. Eine der deutlichsten Veränderungen, die ich bei mir festgestellt habe, ist das Verschwinden des Schiefstandes meines Kopfes und die Verringerung der dadurch verursachten schmerzhaften Beschwerden im Nacken, in den Armen und in den Händen. Sogar der Osteopath, der mich behandelt, fand dies erstaunlich. Die Übungen im Liegen, die ich in Ellys Kurs kennengelernt habe und die in diesem Buch beschrieben werden, haben mir dabei am meisten geholfen. Inzwischen ist auch mein Gesicht schöner geworden: Die Haut ist viel besser durchblutet, und die Falten sind weniger geworden. Ismakogie ist und bleibt ein faszinierender Prozess, der dazu anregt, das Empfinden immer stärker zu verfeinern und immer mehr zu erkennen.«

10 Adressen

Doke van der Neer
Boerhaavelaan 79
7002 HV Doetinchem
Tel.: +31 314 341514

Elly Hoekstra
Van Riebeekstraat 36
7535 ZK Enschede
Tel.: +31 53 4325793
E-Mail: elly@hoekstra.com
Website: www.ellyhoekstra.com

Agnes Brügger
Friedrichstraße 2
48599 Gronau-Epe
Tel.: +49 2565 3549
Fax: +49 2565 402833

Agnes Brügger und Elly Hoekstra organisieren zweimal im Jahr einen Workshop mit Lehrerinnen der Wiener Ismakogie-Gesellschaft.

Internet-Adressen

Nederlandse Anne Seidel Ismakogie Vereniging
www.ismakogie.nl

Gesellschaft zur Förderung der Anne Seidel Ismakogie
www.ismakogie-anneseidel.at

Ismakogie-Schulungszentrum Deutschland
www.ismakogie.org

11 Nützliche Literatur zum Thema *Fitness*

Bob Anderson: *Stretching. Dehnübungen, die den Körper geschmeidig und gesünder halten.* Vollständig überarbeitete, neu illustrierte Auflage des Weltbestsellers. Oesch, Zürich 2006. ISBN 978-3-0350-3021-1

Marylin Aslani: *Massage ganz entspannt. Lockerung – Heilung – Stressabbau.* Neu! Oesch, Zürich, 2007. ISBN 978-3-0350-3040-2

Helga Baureis / Claudia Wagenman: *Kinder lernen leichter mit Kinesiologie. Lern- und Konzentrationshilfen – Ratgeber für die Familie.* Oesch, Zürich, 3., überarbeitete Auflage 2006. ISBN 978-3-0350-0038-2

Emile Coué: *Autosuggestion. Die Kraft der Selbstbeeinflussung durch positives Denken.* Jopp/Oesch, Zürich, 2. Auflage der Neuausgabe 2005 (4. Auflage insgesamt). ISBN 978-3-0350-5500-9

Martin Frank: *Altchinesische Heilungswege. Das Handbuch der fernöstlichen Naturheilkunde.* Jopp/Oesch, Zürich, 7. Auflage 2005. ISBN 978-3-0350-5021-9

Elly Hoekstra / Doke van der Neer: *Ismakogie – Anmut, Schönheit, Vitalität, Entspannung. Die spielerische Bewegungslehre für den Alltag.* Oesch, Zürich 2004. ISBN 978-3-0350-0029-0

dies.: *Der aktive Beckenboden. Die Spannkraft erhalten, wiederherstellen und fördern – mit sanften Übungen zu mehr Lebensfreude im Alltag.* Jopp/Oesch, Zürich, 4. Auflage 2007. ISBN 978-3-0350-5061-5

Evi Hohenester: *Das Buch der Geist-Seele-Körpersprache. Vom Rhythmus des Denkens und Fühlens.* Oesch, Zürich 2005. ISBN 978-3-0350-0032-0

Harald Hosch: *Gesund durch Entsäuerung. Das Säure-Basen-Gleichgewicht wiederherstellen und erhalten.* Jopp/Oesch, Zürich, 21., überarbeitete Auflage 2005. ISBN 978-3-0350-5023-3

Dr. med. Christa Keding: *Gesund durch analytische Kinesiologie. Der Muskeltest als Brücke zur ganzheitlichen Heilung.* Jopp/Oesch, Zürich, 6., überarbeitete Auflage 2005. ISBN 978-3-0350-5019-6

dies.: *Gesund durch psychologische Kinesiologie. Die Kraft der Psyche als Tür zur Heilung.* Jopp/Oesch, Zürich, 6., gründlich überarbeitete Auflage 2007. ISBN 978-3-0350-5022-6

Ingrid Kunze/Anna Seidel: *Ismakogie. Der Weg zur Gesundheit, natürlichen Schönheit und Harmonie.* Maudrich, Wien 1988 (vergriffen)

Gerhard Leibold: *Blasen- und Nierenleiden. Vorsorge, Symptome, Ursachen, erfolgreiche Naturheilverfahren.* Jopp/Oesch, Zürich, 2. Auflage 2004. ISBN 978-3-0350-5059-2

ders.: *Die neuen Vitalstoffe. Hilfe gegen Leistungsabbau und Stress, für Gesundheit und besseres Leistungsvermögen.* Neu! Oesch, Zürich, 2007. ISBN 978-3-0350-3025-9

Resi Meier: *Praktische Kneipp-Anwendungen. Waschungen, Bäder, Dämpfe, Güsse, Wickel, heiße Rolle, Auflagen, Heikräuter, Kneippen mit Kindern.* Jopp/Oesch, Zürich, 4. Auflage (Neuausgabe) 2005. ISBN 978-3-0350-5100-1

Thomas Methfessel: *Qigong für Anfänger. Reich illustrierte Einführung in Theorie und Praxis der chinesischen Gesundheitsübungen.* Jopp/ Oesch, Zürich 2004. ISBN 978-3-0350-5060-8

ders.: *Tai Chi für Anfänger. Illustrierte Einführung in die chinesische Bewegungsmeditation.* Jopp/Oesch, Zürich, 11. Auflage 2004. ISBN 978-3-0350-5028-8

ders.: *Yoga leicht gemacht. Basis- und Aufbauprogramm für das Training zu Hause und in der Gruppe.* Oesch, Zürich 2005. ISBN 978-3-0350-0037-5

Paul Mohr: *Gesund durch Nahrungsergänzungsmittel. So wirkt orthomolekulare Medizin.* Oesch, Zürich, 3. Auflage 2007. ISBN 978-3-0350-5012-7

Jenny Sutcliffe: *Rückenschule leicht gemacht. Die Wirbelsäule stärken – Haltung und Figur verbessern.* Oesch, Zürich 2006. ISBN 978-3-0350-3030-3

Kellina Stewart: *Pilates leicht gemacht. Geschmeidiger Körper: flacher Bauch, schlanke schöne Beine, straffer Po.* Das praktische Buch! Aufklappbar, kann während des Trainings immer konsultiert werden, um Fehler zu vermeiden. Oesch, Zürich, 6. Auflage 2006. ISBN 978-3-0350-3001-3